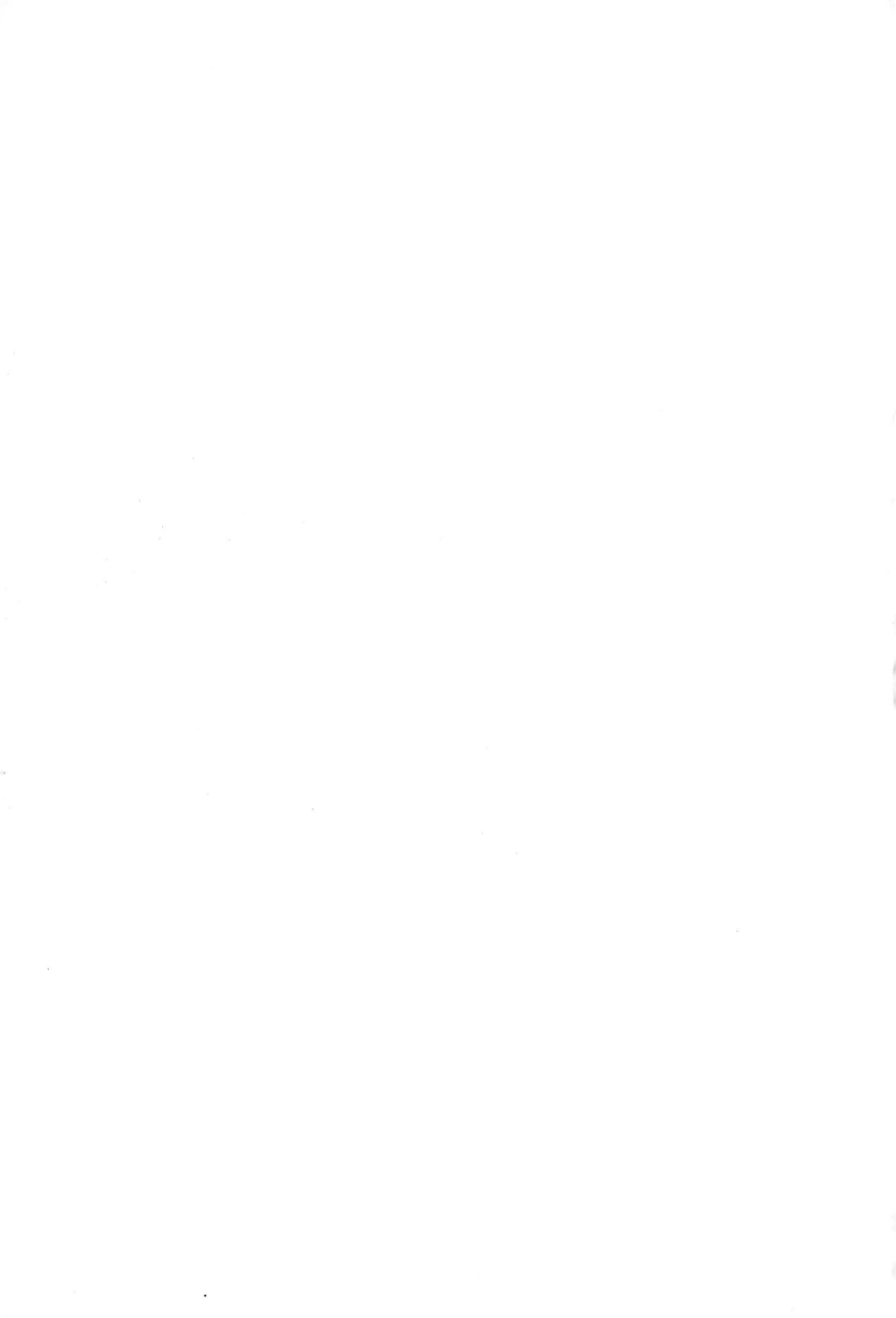

URGENCIAS
EN CIRUGÍA
PLÁSTICA

JUAN CÁMARA PÉREZ

URGENCIAS
EN CIRUGÍA
PLÁSTICA

JUAN CÁMARA PÉREZ

UCOPress

Editorial Universidad de Córdoba

Urgencias en Cirugía Plástica. – Córdoba: UCOPress. Editorial Universidad de Córdoba, 2025
14,8 x 21 cm, 120 pp., il. color.
THEMA: MNPC

Autor: Juan Cámara Pérez

© Edita: UCOPress. Editorial Universidad de Córdoba, 2025
Campus Universitario de Rabanales
Ctra. Nacional IV, km 396. 14071 Córdoba (España)
Tel.: (+34) 957 21 21 65
https://ucopress.uco.es • ucopress@uco.es

ISBN: 978-84-9927-862-9
e-ISBN: 978-84-9927-863-6
DL: CO 842-2025

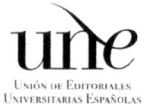

Esta editorial es miembro de la UNE, lo que garantiza la difusión y comercialización de sus publicaciones a nivel nacional e internacional.

Corrección: Coral Cambarau Montilla

Impresión: MG Marketing - 689 357 075

Impreso en papel ecológico

Impreso en España

A mi hermano, el teniente Carlos Cámara,
cuyo esfuerzo y entrega, me han servido siempre de inspiración.

«Fue en España donde mi generación aprendió que uno puede tener
razón y ser derrotado, que la fuerza puede destruir el alma y que a
veces el coraje no obtiene recompensa»

Albert Camus

ÍNDICE

PRÓLOGO

Urgencias en Cirugía Plástica es una aportación de Juan Cámara Pérez, un joven cirujano plástico, que realizó carrera y especialidad en el Hospital Reina Sofía de Córdoba. Este hospital tiene una amplia trayectoria en el campo de las urgencias.

Juan Cámara Pérez ha continuado formándose en un considerable número de prestigiosos servicios de cirugía plástica de varios países, como el Instituto *Gustave Roussy* de París, en Francia, el *Marienhospital* de Stuttgart, en Alemania, o el Instituto Jalisciense Guerrerosantos de Cirugía Reconstructiva de Guadalajara, en México.

Urgencias en Cirugía Plástica constituye un manual muy útil para el médico de urgencias y sobre todo para cualquier sanitario con relación con atención a urgencias y emergencias., definiendo de una forma clara y amena, diversos tipos de urgencias: heridas, quemaduras, fracturas, etc. Así como sus diversos tipos, etiología y lo que es fundamental de las actuaciones a realizar y sobre todo, lo que es mejor no hacer y derivar al especialista.

De especial interés son las imágenes y la aportación de algunas técnicas no quirúrgicas, como la escarectomía química, que considero puede llegar a ser de gran utilidad en el ámbito de la medicina rural y otras especialidades en las que no siempre está cerca el hospital.

En conclusión, una guía útil y cómoda para el personal que realiza su práctica profesional en cualquier ámbito relacionado con las urgencias.

Dr. Roberto Pérez Gutiérrez
Doctor en Medicina
Especialista en medicina del trabajo

1

INTRODUCCIÓN

Las urgencias en cirugía plástica son un aspecto fundamental de la actividad habitual de la especialidad. La propia etimología de la palabra de la que deriva el nombre de la especialidad, del griego *plastikos*, que significa moldear, dar forma, da buena muestra del papel clave que representa dentro de las urgencias de cualquier hospital de cierto nivel.

El origen de la cirugía plástica se puede considerar tan antiguo como el de la propia medicina posterior a la empírico-creencial, pues está descrito que ya Susruta en el año 600-700 a.C. en la Antigua India realizó la cobertura de defectos nasales mediante un colgajo frontal. Sin embargo, es a partir de la primera y segunda guerras mundiales cuando la Cirugía Plástica vivió su eclosión, debido a la necesidad imperiosa de nuevas soluciones terapéuticas al masivo número de pacientes con secuelas traumáticas que hubo durante dicho periodo.

El objetivo principal de la cirugía plástica es restituir aquello que ha sido dañado, desde un punto de vista funcional principalmente, pero también estético dentro de las posibilidades coyunturales. La cirugía plástica permite salvar vidas en muchos casos, pero a diferencia de otras especialidades, su virtud primaria es otorgar calidad de vida a los pacientes, lo cual en los últimos años está adquiriendo, por la propia demanda de éstos, una relevancia fundamental.

Por su propia idiosincrasia, la patología abarcada por la especialidad es tan extensa que difícilmente se le podría poner un límite, ya que es de las pocas especialidades quirúrgicas cuya actividad no se ve limitada a un área anatómica concreta, sino que engloba gran parte del cuerpo humano y complementa, por tanto, a un gran número de especialidades. Es por ello que se ha contado con la colaboración de especialistas de diferentes ámbitos de la cirugía, para tratar de obtener una perspectiva amplia y transversal.

Pese a ello, focalizando principalmente en las urgencias más habituales, se ha perseguido incluir aquella patología tratada más específicamente por Cirugía Plástica. Naturalmente toda la patología y el subsecuente tratamiento pueden ser desarrollados de forma mucho más extensa, pero este texto pretende ofrecer una referencia práctica y resolutiva a los problemas más frecuentes que se puedan plantear.

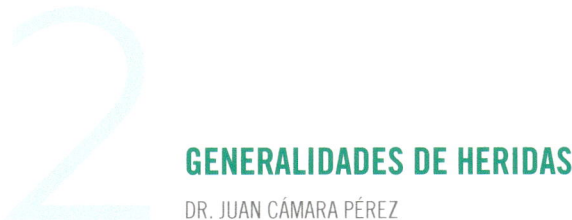

GENERALIDADES DE HERIDAS

DR. JUAN CÁMARA PÉREZ

2.1. Tipos de heridas

Las heridas son una solución de continuidad de los tejidos, generalmente de origen traumático, y que en el caso de Cirugía Plástica se suelen focalizar en lesiones de la piel, que puede, o no, llegar a niveles más profundos.

Dentro de las lesiones de la piel, hay dos niveles de lesión más superficiales que la herida propiamente. La erosión corresponde a la afectación de la epidermis exclusivamente, sin llegar a la dermis y no presenta sangrado. En caso de afectación del nivel dérmico más superficial, pero sin transgresión total del mismo, se trataría de excoriación, en la que sí se aprecia sangrado. En ambos casos, por su propia naturaleza, no es necesaria la sutura de la lesión. Son las lesiones más profundas con solución de continuidad las que son denominadas heridas propiamente.

Las heridas son habitualmente clasificadas según la forma del elemento causante y el mecanismo que las ocasionó y que condicionarán las características morfológicas de las lesiones (Fig. 1).

Heridas punzantes

Son heridas ocasionadas por un objeto puntiagudo alargado que ocasiona una herida puntiforme. Generalmente es ocasionado por punzones, agujas u objetos similares. Su gravedad depende principalmente de la zona afectada y de la profundidad, siendo ésta mucho mayor que la superficie abarcada en extensión debido a la morfología alargada del objeto.

Heridas incisas

Son lesiones ocasionadas por un objeto afilado cortante, como un puñal o un cristal, ocasionado heridas regulares, con bordes fácilmente afrontables.

Heridas contusas

Son heridas ocasionadas por objetos romos, aunque puedan presentar bordes sobresalientes, en los que el daño es causado principalmente por la propia contusión. Los bordes suelen ser irregulares, no perfectamente afrontables. A menudo el tejido perilesional está bastante dañado. Objetos como rocas, pavimento, mobiliario, suelen ser ejemplos de causa habitual de lesiones de este tipo.

Heridas inciso-contusas

Aunque suele utilizarse con cierta frecuencia esta denominación para múltiples heridas, realmente pocos elementos pueden causar este tipo de lesiones. A efectos prácticos, solo un hacha, con alguna excepción más, puede producir una lesión incisa y contusa al mismo tiempo.

Heridas lacerantes

Son ocasionadas por mecanismo de cizallamiento, ocasionando irregularidad en los bordes, como las producidas por elementos dentados.

Heridas por avulsión

Son heridas ocasionadas por un mecanismo de desgarro, generalmente asociadas a pérdida de sustancia cutánea, que presenta bordes irregulares. El ejemplo clásico es la mordedura de un animal.

A   B   C

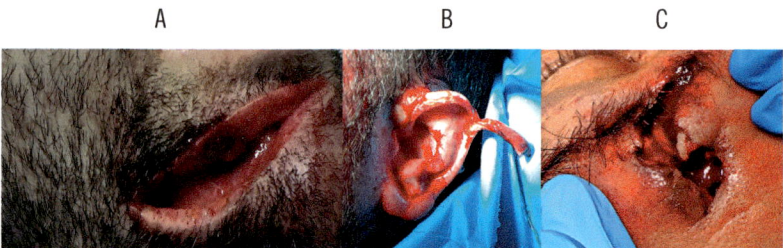

Figura 1. Imágenes de diferentes tipos de heridas: A: Herida incisa en región supramentoniana por arma blanca. B: Herida por avulsión. C: Herida contusa en región supraciliar por traumatismo con objeto romo.

2.2. Fisiología de la cicatrización de la herida

La cicatrización se compone de 3 fases principales:

1. Fase inflamatoria: en ella se produce la hemostasia y dura desde el momento inicial de la lesión hasta 3-4 días después. Se caracteriza por la presencia de neutrófilos y macrófagos.

2. Fase proliferativa: en esta fase se produce un estímulo de la angiogénesis y de la proliferación de los fibroblastos, que además de sintetizar colágeno, también se diferenciarán a miofibroblastos, que presentan capacidad contráctil facilitando la aproximación de los bordes. Tiene una duración de 2-3 semanas. Es en esta fase donde se produce progresivamente la epitelización de la lesión.

3. Fase de remodelación: tiene lugar la estabilización de la herida mediante el remodelado de la cicatriz y la sustitución del colágeno tipo III inicial, por el colágeno tipo I, característico de tejidos maduros y que aporta mayor resistencia a la tracción a la cicatriz.

2.3. Reparación de la herida

Existen 3 vías por las que se puede llevar a cabo la reparación de la herida:

El **cierre primario** es aquel en el que se procede al cierre directo, inmediato de la herida, generalmente mediante sutura de la lesión, logrando la afrontación de los bordes. Permite una cicatrización rápida de la lesión, con mínimas secuelas estéticas.

El **cierre secundario** es aquel en el que los bordes no son aproximados, y la reparación se produce por el mecanismo biológico de la misma, o mediante cobertura posterior. Generalmente suele dejar secuelas estéticas debido al tejido fibrótico reparador y cambios cromáticos asociados. Asimismo, el proceso será lento y requerirá curas locales para mantener en condiciones óptimas el lecho. Es por ello que su indicación sólo sería en lesiones infectadas, en las que no se recomienda el cierre primario, o grandes pérdidas de sustancia que no permitan la aproximación de los bordes.

El **cierre terciario** es la combinación de los dos primeros. Tras un manejo inicial por cierre secundario, el cierre de la herida se realiza en un segundo tiempo afrontando los bordes, cuando la calidad del tejido es suficientemente buena, como tras la recuperación de una infección local, *v.g.*

El cierre por aproximación de bordes se realiza fundamentalmente mediante la sutura de los mismos.

Para llevarla a cabo se requiere de una aguja, generalmente de morfología triangular, salvo para la reparación de tendones que será circular, que permitirá el atravesar del tejido, para el paso posterior del hilo que soportará la tensión de ambos bordes manteniéndolos unidos.

La aguja generalmente ha de ser sostenida en un punto lo más distal posible del portaagujas y sobre el punto medio del arco de la aguja, ya que es así como se obtiene ergonómicamente gran amplitud de giro mediante el juego de muñeca, pero preservando el control del paso de la aguja por los tejidos. Solo en el caso de zonas muy profundas, que requieran el paso de la aguja por gran cantidad de tejido en un único giro, se podría sostener la aguja en un punto más proximal de la misma, sabiendo que esto sacrifica control de la trayectoria de la misma por el tejido.

Un elemento fundamental para la realización de la sutura es la elección del tipo de hilo. El grosor del hilo es categorizado en base al número de 0, siendo más fino a mayor número de 0. Dependerá de la tensión existente y de la resistencia del propio tejido que elijamos un grosor u otro.

En lo que se refiere al material y la disposición entre sí de los hilos, generalmente pueden ser categorizados según los siguientes parámetros (Fig. 2).

Absorbibles o no absorbibles, según si perduran en el tiempo o no. Dependiendo del origen del material del que están compuestos pueden ser **sintéticos o naturales** Dentro de los reabsorbibles, los sintéticos son absorbidos por hidrolisis mientras que las naturales lo son por degradación enzimática. Por su disposición pueden ser **monofilamentos o trenzados**, dependiendo de si están compuestos por una única fibra o por la asociación de varias.

En lo que respecta a los tipos de sutura, ésta puede ser de puntos individuales, si se dan puntos aislados que son realizados secuencialmente y anudados tras cada pase, o continua en caso de no presentar solución de continuidad hasta llegar a ambos extremos donde son anudados.

Dentro de los puntos individuales existen principalmente los puntos simples, colchonero horizontal, y colchonero vertical (Figs. 3A-C). El primero permite un mayor control del posicionamiento de los bordes, permitiendo mejor afrontación de los mismos. El segundo permite reducir la tensión de la herida, aunque aumentando la isquemia local y un menor control de la afrontación de los bordes.

URGENCIAS EN CIRUGÍA PLÁSTICA | 19

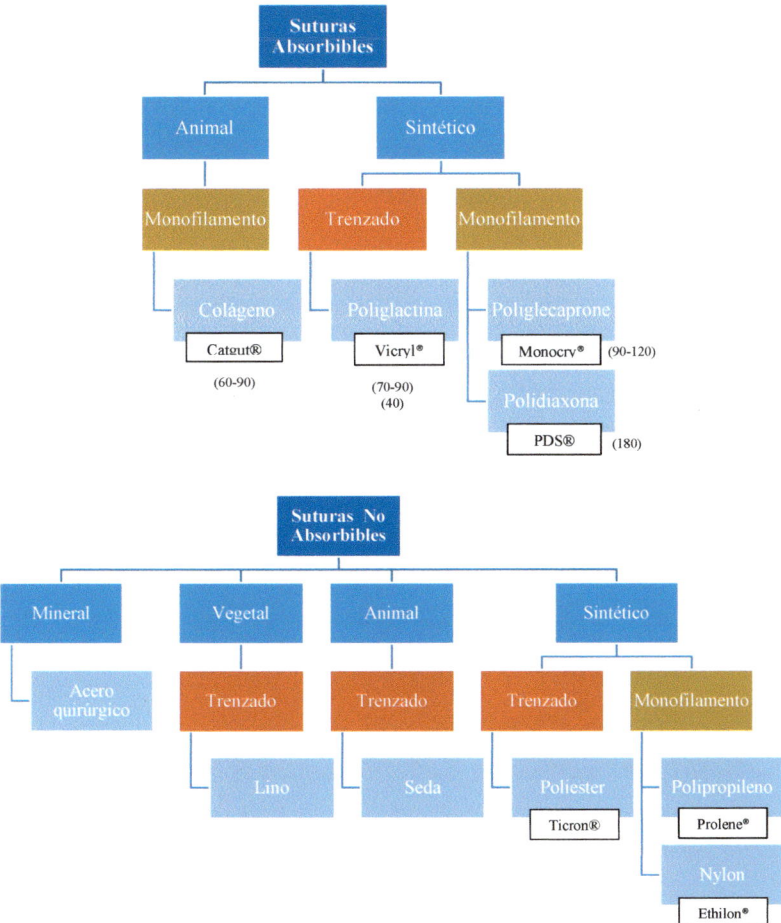

Figura 2. Tipos de hilo según su absorbencia, origen, estructura y composición. En los rectángulos se encuentran algunos de los comercializados más habituales de cada tipo. Entre paréntesis se indica el tiempo medio de reabsorción en los absorbibles (en días).

El tercero presenta características similares al segundo, pero permitiendo mayor eversión de los bordes.

La sutura continua puede ser simple, permitiendo mayor velocidad de cierre y, en el caso de hacerla trenzada, mayor resistencia a la tracción, aunque aumentando la isquemia local. También puede ser intradérmica, permitiendo una buena coaptación en la dermorrafia y muy buen resultado estético, ya que permite evitar las marcas cutáneas de los orificios cutáneos de salida y entrada de los puntos (Fig. 3 D).

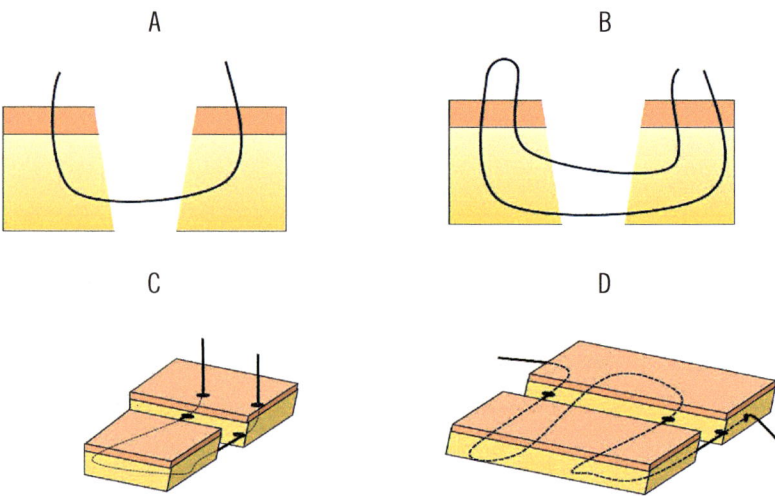

A

B

C

D

Figura 3. Ilustración de los puntos de sutura básicos: A: Punto simple. B: Punto colchonero vertical o de Algöwer. C: Punto de colchonero horizontal. D: Sutura continua intradérmica.

Bibliografía

Brunicardi, F. C.; Andersen, D. K.; Billiar, T. R.; Dunn, D. L.; Hunter, J. G.; Pollock, R. E. (2005). *Schwartz's Principles of Surgery.* (8th ed). Mc-Graw-Hill.

Dennis, C.; Sethu, S.; Nayak, S.; Mohan, L.; Morsi, Y. Y.; Manivasagam, G. (2016). Suture materials: Current and emerging trends. *Journal of Biomedical Materials Research Part A.* 104(6), 1544-1559.

Dubay, D. A., Franz, M. G. (2003). Acute wound healing: The biology of acute wound failure. *Surginal Clin North Am.* 83(3), 463-481.

Falcone, P. A.; Caldwell, M. D. (1990). Wound metabolism. *Clinical Plastic Surgery.* 17(3), 443-456.

Wyatt, M. G. (2016). *Oxford textbook of fundamentals of surgery.* W. E. G. Thomas; M. W. R. Reed (Eds.). Oxford University Press.

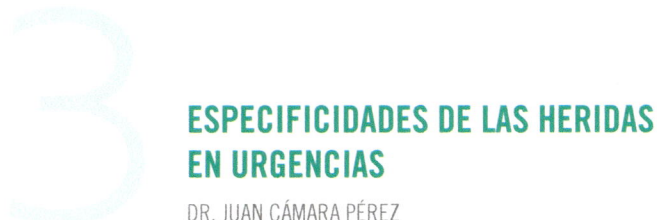

ESPECIFICIDADES DE LAS HERIDAS EN URGENCIAS

DR. JUAN CÁMARA PÉREZ

Los principios básicos respecto a la sutura de las heridas cutáneas en urgencias son similares a la realizada en el quirófano de forma programada, aunque presenta algunas peculiaridades.

Un aspecto importante es el correcto lavado y desinfección de la herida, retirando todo el material exógeno que pudiera hallarse en la misma.

La dermorrafia ha de ser llevada a cabo mediante puntos simples, ya que la sutura continua aumenta la superficie de contacto del hilo con la herida, favoreciendo la contaminación de la misma. Además, esto puede ocasionar que, en caso de necesidad de reapertura parcial de la herida por alguna complicación, se requiera la retirada de todo el hilo conduciendo a la apertura de toda la herida, mientras que con puntos simples éstos pueden ser retirados de manera individual preservando el resto. Dicho cierre dérmico debe ser realizado preferentemente con hilo monofilamento, que además de tener menor adhesión bacteriana que el trenzado y ser menos traumático, permite un mejor resultado estético, ocasionando una menor impronta sobre la piel.

Los puntos subcutáneos, por el contrario, pueden ser realizados con hilo trenzado, ya que su objetivo es eliminar tensión y soportar la tendencia a la apertura de la herida. Estos puntos son esenciales en caso de que el cierre directo no pueda ser realizado sin tensión, ya que en caso contrario quedarán marcas poco estéticas y habrá una mala cicatrización de la herida. Un óptimo resultado estético y funcional de la sutura de heridas requiere la restauración de cada uno de los diferentes tejidos seccionados mediante un cierre por planos secuencial.

La hemostasia, en ausencia de instrumentos de electrocauterización, puede ser llevada a cabo mediante la ligadura de los vasos sangrantes, nitrato de plata o, en casos de necesidad, celulosa o sustancias similares.

Al anudar, especialmente al tratarse de tejido débil o vascular, es importante apretar el nudo en un eje lo más paralelo y cercano posible al tejido dañado, concentrando en el propio nudo la resistencia a la tracción, lo que afrontará ambos bordes. Si lo hacemos más oblicuo o incluso perpendicularmente se puede producir el "efecto arco", en el que se traccionará del tejido pudiendo desgarrar el mismo.

A
B

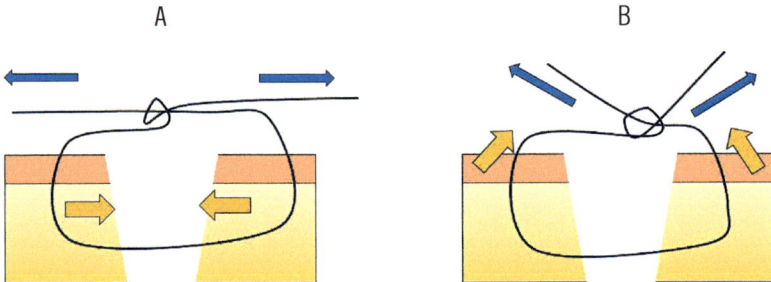

Figura 1. Dibujo ilustrativo en el que se pueden apreciar la resistencia la tracción al apretar el nudo en paralelo a la piel **(A)** y al hacerlo más perpendicularmente, produciéndose el efecto arco **(B)**.

El tratamiento antibiótico, profiláctico o terapéutico es descrito en el capítulo 10.

Heridas por mordedura de animal

Al contrario de la creencia popular basada en las indicaciones de la era preantibiótica, las heridas por mordeduras por animal, salvo que hayan transcurrido muchas horas o presenten signos de flogosis, pueden ser suturadas. Condición para ello es el correcto lavado profuso de la lesión y el tratamiento antibiótico posterior, adaptado al animal agresor. En los casos más comunes, amoxicilina-clavulánico es el fármaco indicado, lo cual incluye la mordedura humana.

La profilaxis antirrábica rutinaria no tiene indicación clara actualmente en nuestro país, al menos en mordeduras por perro, ya que se ha erradicado la enfermedad salvo en algunas zonas colindantes con Marruecos. El principal reservorio actual son los murciélagos, cuyas mordeduras no son tan frecuentes.

Heridas en cuero cabelludo

Las heridas en cuero cabelludo a menudo son de grandes dimensiones y sangran profusamente debido a su rica vascularización; sin embargo (Fig. 2B), son bastante agradecidas en su cicatrización. Debido a su localización y a su buena ocultación con el propio pelo, pueden ser cerradas directamente en bloque, ya sea con hilo de seda o agrafes. Incluso pérdidas de sustancia de tamaño limitado pueden evolucionar adecuadamente mediante cierre por segunda intención, siempre que no exista exposición ósea y considerando la alopecia cicatricial resultante.

Heridas palpebrales

Previamente a la sutura de cualquier herida palpebral se ha de garantizar la integridad del globo ocular, y en caso de afectación de la misma, esta tomará total preferencia sobre la lesión palpebral.

Las heridas en párpado requieren la reparación por planos de las estructuras anatómicas que lo componen (Fig. 2D). La sutura cutánea puede ser llevada a cabo con puntos simples monofilamento de grosor fino. La alteración morfológica más llamativa suele deberse a una aproximación inexacta de los dos extremos seccionados del borde libre, por lo que, para evitarlo, se recomienda que este sea el punto inicial para lograr el alineamiento y que pueda servir como referencia.

La principal complicación asociada a las heridas en párpado inferior, e incluso algunas en el área malar, es el desarrollo de ectropión cicatricial, por lo que se debe tener en cuenta a la hora de planificar la reparación de la lesión. En caso de desarrollarse, puede ser tratado de manera programada con diferentes opciones quirúrgicas como injerto cutáneo o z-plastias.

Heridas auriculares

La reparación de las lesiones localizadas en esta área anatómica viene condicionada por dos aspectos, el estético y la presencia del cartílago auricular (Fig. 2E).

Por lo general, salvo lesiones de gran envergadura que requieran plastias complejas, el cartílago no ha de ser reparado necesariamente, pues el cierre dérmico permitirá mantener la estructura auricular y el tejido fibrótico pericondral que se desarrollará en el proceso de reparación permitirá conservar la disposición cartilaginosa. La prioridad en cualquier caso es garantizar, tras el lavado profuso, una adecuada cobertura cutánea del cartílago, ya que lo contrario puede conducir a una infección del cartílago que derive en la típica "oreja en coliflor". Precisamente para evitar esta contaminación estaría indicado el tratamiento antibiótico profiláctico en heridas muy sucias o con largo tiempo de evolución.

La región auricular presenta muy buena vascularización, por lo que incluso en amputaciones subtotales, la sutura directa de la lesión puede evolucionar favorablemente, siempre que se realice un seguimiento estrecho posterior.

Desde el punto de vista estético, es visualmente mucho mejor tolerado una oreja morfológicamente normal con ligero menor tamaño respecto a la contralateral, que una simetría en tamaño pero presentando una de ellas alteración morfológica. Es por esto que, en lesiones complejas, pueden ser realizadas plastias con colgajo de avance doble de hélix y resecciones en cuña que, aunque disminuyen ligeramente el tamaño auricular, garantizan una forma cercana a la normalidad.

Heridas en miembros y áreas articulares

Las heridas en extremidades pueden ser tratadas con los mismos principios que las localizadas en otras regiones anatómicas descritas. Su aspecto particular es la elevada tensión que soporta la sutura, especialmente en áreas articulares, por lo que el grosor de la sutura ha de ser mayor, a veces incluso trenzado para evitar el desgarro, y el tiempo hasta la retirada de sutura es mayor, de hasta dos semanas según la zona. Además, algunos tipos de puntos como el colchonero, que generalmente no están recomendados por aumentar la isquemia local en el lugar del punto, aquí sí podría estar indicado para garantizar la resistencia a la tracción.

Heridas con pérdida de sustancia

Las heridas con pérdida de sustancia son unas de las lesiones específicas de cirugía plástica (Fig. 2 C). En urgencias, en ocasiones puede ser solventada con la realización de alguna plastia mediante la remodelación de los tejidos colindantes o el diseño de colgajos que permitan su cobertura, siempre que la herida no esté sucia.

Otra de las opciones clásicas para la cobertura de defectos es el uso de un injerto cutáneo, ya sea de piel parcial o total. Sin embargo, para garantizar que éste sea viable, el lecho debe estar en condiciones óptimas, por lo que generalmente se suele demorar a una cirugía programada.

Especial relevancia tienen los casos en los que la pérdida de sustancia conlleva la exposición ósea, tendinosa o vascular (Fig. 2E). En estos supuestos es prioritaria la cobertura del defecto para evitar el elevado riesgo de infección o las alteraciones funcionales en los dos últimos casos. Un injerto cutáneo no es viable ni está indicado en estas situaciones. El cierre por segunda intención está contraindicado debido a la incapacidad de granulación tisular en el caso de exposición ósea, y a las alteraciones funcionales que implicaría en el caso de exposición tendinosa y vascular. Por ello, ante la imposibilidad de un cierre primario, la cobertura mediante colgajo, pediculado o libre, tiene indicación preferente. Si el lecho está sucio, o con dudosa vitalidad, en un primer tiempo quirúrgico en urgencias ha de realizarse el desbridamiento pertinente, para en un segundo tiempo quirúrgico lo más precoz posible, pocos días idealmente, realizar la cobertura indicada.

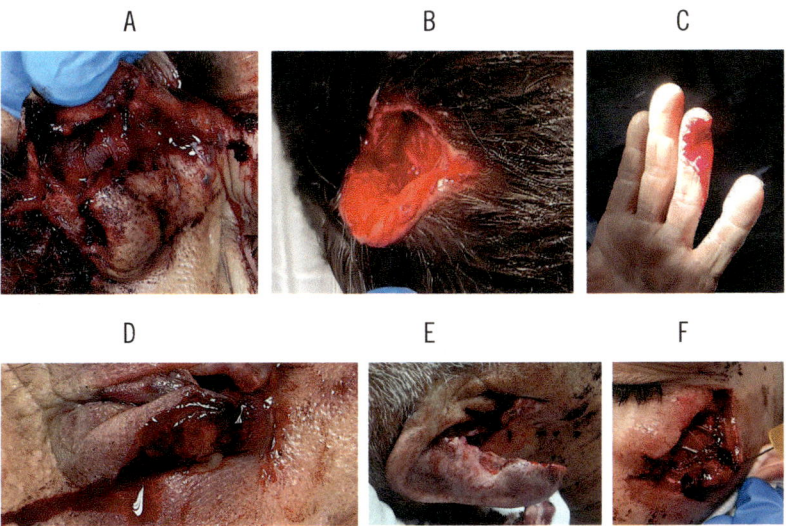

Figura 2. Imágenes de heridas en diferentes regiones anatómicas. A: Herida contusa nasal con sección alar completa y exposición del tabique. **B**: Herida contusa en cuero cabelludo. **C**: Herida por avulsión en 4º dedo de la mano con pérdida de sustancia. **D**: Herida contusa palpebral. **E**: Herida contusa auricular. **F**: Herida en región malar con exposición vasculonerviosa.

Bibliografía

Baker, S. R. (2010). *Colgajos locales en la reconstrucción facial.* (2nd ed.). Philadelphia: Mosby.

Jackson, I. T. (1985). *Local flaps in head and neck reconstruction.* San Luis: Mosby.

Paschos, N. K.; Makris, E. A., Gantsos, A.; Georgoulis, A. D. (2014). Primary closure versus non-closure of dog bite wounds. A randomised controlled trial. *Injury.* 45(1), 237-40.

FRACTURA DE LOS HUESOS PROPIOS NASALES

DR. JUAN CÁMARA PÉREZ

La fractura de los huesos de la pirámide ósea nasal es la más frecuente de las que afectan a las estructuras que componen el macizo óseo facial. Consiste en la sección de los huesos propios de la nariz en dos o más fragmentos, que habitualmente se desplazan y en algunos casos pueden impactarse.

Clínicamente se manifiesta como deformidad nasal, a menudo en forma de laterorrinia, crepitación en el área afectada y escalón óseo en la zona de fractura, habitualmente con depresión en la zona de la fractura principal. A menudo se acompaña de epistaxis. La luxación o subluxación del septum cartilaginoso de su inserción en la cresta maxilar suele ser una lesión asociada a la fractura ósea. La no corrección de esta alteración en niños, tras traumatismos en la infancia suele asociarse a laterorrinia y alteración de la morfología nasal según progresa el crecimiento en esta región. En otras ocasiones menos frecuentes el cartílago cuadrangular puede seccionarse debido al mismo traumatismo.

Las principales complicaciones asociadas a la patología, que deben ser evaluadas inicialmente son la alteración de la ventilación nasal y el septohematoma. Este consiste en la acumulación de sangre adyacente al cartílago cuadrangular, bajo la mucosa, que por su sobreinfección puede derivar en necrosis del tabique y que siempre requiere su drenaje. Las alteraciones ventilatorias nasales generalmente no requieren actuación urgente, ya que pueden verse influenciadas por la presencia de restos de sangre trombosada si ha habido epistaxis y por el propio edema de la mucosa que limita el flujo aéreo. Es por ello que la limitación ventilatoria generalmente sólo requiere observación, y en caso de no remisión de la misma se puede plantear la opción de intervención quirúrgica de forma programada.

El diagnóstico es siempre clínico. La radiografía de huesos propios habitualmente aporta poca información, no teniendo suficiente valor predictivo (Fig. 1A). Habitualmente es solicitada esta prueba de imagen por motivos médico-legales. La tomografía axial computarizada es una prueba que puede ser más útil para su diagnóstico y planificación terapéutica, aunque en ningún caso sustituye a la exploración clínica, estando justificado su uso sólo en los casos más graves o quirúrgicos (Fig. 1B).

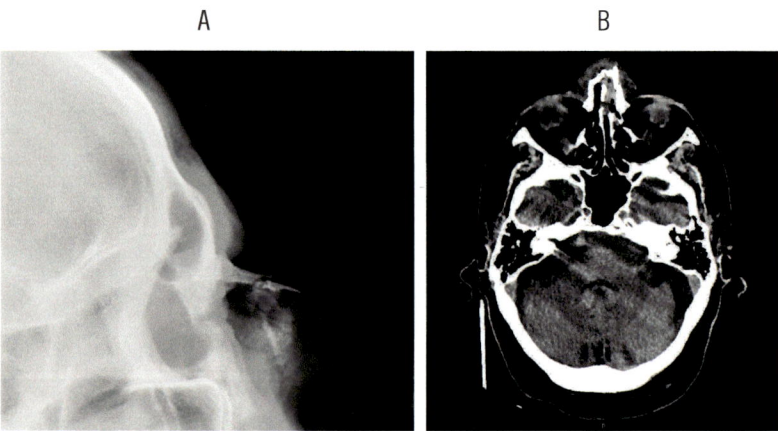

A   B

Figura 1. A: Radiografía lateral (perfilograma) donde se aprecia fractura de los huesos propios de la nariz. **B**: Tomografía axial computarizada en la que se observa fractura conminuta.

Las fracturas pueden ser abiertas, que son aquellas en las que existe solución de continuidad de los tejidos blandos que recubren la estructura ósea fracturada, quedando ésta expuesta. En este caso, el tratamiento es siempre quirúrgico requiriendo revisión intraoperatoria de las estructuras afectadas, limpieza profusa y reparación de las mismas. En el caso de fracturas cerradas, su manejo depende del tiempo de evolución. Habitualmente, en el caso de evolución superior a 6-7 días, se requerirá reducción abierta mediante intervención quirúrgica que permita fragmentación controlada y reposicionamiento de los fragmentos óseos. En el caso de fracturas conminutas, habitualmente también se recomienda manejo quirúrgico de las mismas.

En el caso de fracturas con un periodo de evolución inferior a una semana, aunque idealmente con el menor tiempo transcurrido posible, que no cumplan los supuestos anteriores, se puede optar por la reducción cerrada de la fractura. Se puede realizar bajo sedación o con bloqueo anestésico (Fig.2). Este puede llevarse a cabo de forma eficaz y controlada con 10ml de mepivacaina o similares, sin adrenalina, que será inyectada bilateralmente junto a los puntos de aparición de los nervios infratroclear e infraorbitario, las ramas etmoidales intranasales y la columelar. Se puede asociar taponamiento intranasal con anestésico con efecto tópico como la tetracaina para la mucosa.

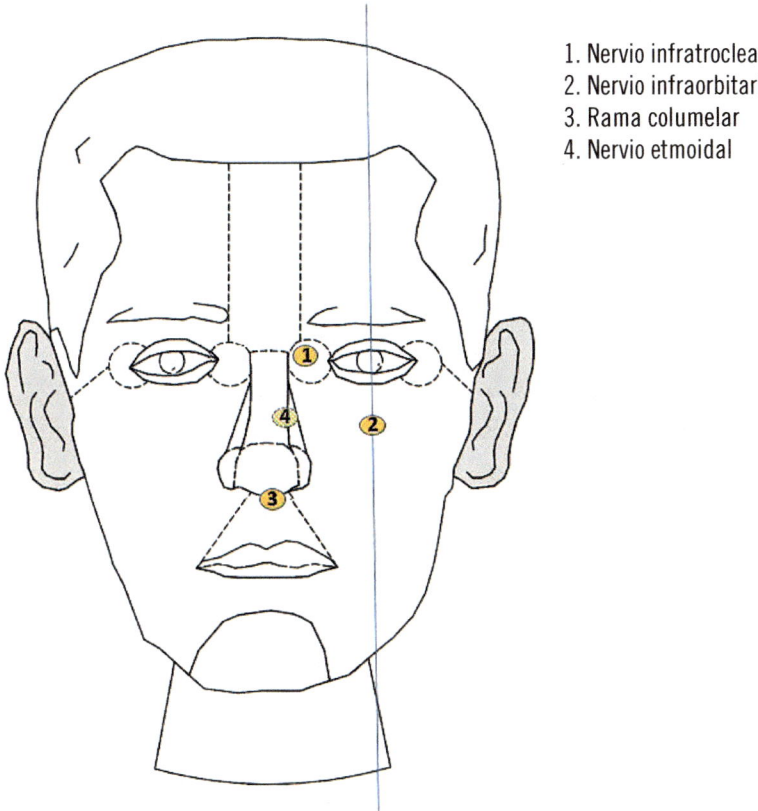

1. Nervio infratroclear
2. Nervio infraorbitario
3. Rama columelar
4. Nervio etmoidal

Figura 2. Puntos para el bloqueo nervioso para la región nasal. La línea mediopupilar marca el eje de referencia para el bloqueo del nervio infraorbitario, aunque también permite referenciar el supraorbitario y mentoniano. El nervio etmoidal se bloquea intranasalmente para las fracturas de huesos propios; para heridas cutáneas se puede bloquear la rama dorsal lateral cutánea que emite a ese nivel en la ladera nasal.

Posteriormente se realiza la reducción nasal propiamente para la que existen instrumentos específicos, aunque es suficiente con algún utensilio romo y resistente similar al mango de un bisturí. Este es introducido en la cavidad nasal ósea, y apoyado interiormente bajo el fragmento es movido con consistencia hacia arriba y al mismo tiempo que se gira el canto inferior hacia lateral para corregir la impactación (Fig. 3).

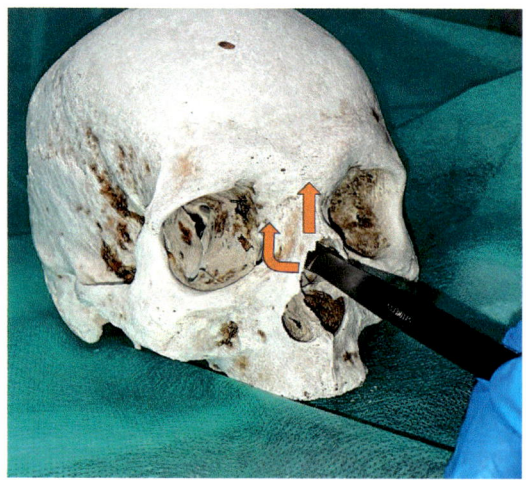

Figura 3. Maniobra de desimpactación y reducción de la fractura de los huesos propios derecha y vectores de tracción en la misma.

En el caso de fracturas agudas cerradas en pacientes mayores, con alteración exclusivamente estética, podría estar justificado el manejo conservador de la fractura.

Bibliografía

Flint, J. W.; Haughey, B. H.; Lund, V. J. (2020). *Cummings Otolaryngology. Head and Neck Surgery.* (7th ed.). Elsevier.

Haggerty, C. J.; Laughlin, R. M. (2015). *Atlas of Operative Oral and Maxillofacial Surgery.* John Wiley & Sons.

Watkinson, J. C.; Clarke, R. (2018). *Scott-Brown's Otorhinolaryngology and head and neck surgery.* (8th ed.). CRC Press.

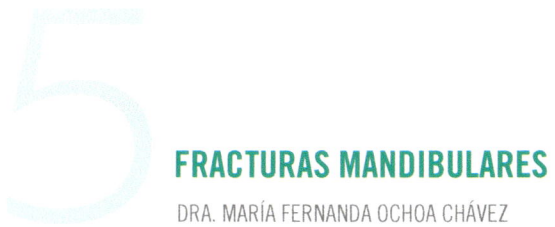

FRACTURAS MANDIBULARES

DRA. MARÍA FERNANDA OCHOA CHÁVEZ

5.1. Recuerdo anatómico

Para poder hablar de fracturas mandibulares, es necesario recordar algunos aspectos de la anatomía mandibular (Fig. 1).

La mandíbula es el hueso más fuerte y largo de la cara; se compone de un cuerpo y dos ramas posterosuperiores, con una superficie interna y una externa. Para fines de su estudio podemos distinguir 7 regiones:

1. Sínfisis: línea media

2. Parasínfisis: hasta los caninos (es decir, los incisivos mediales y laterales)

3. Cuerpo: del canino al tercer molar

4. Ángulo

5. Rama

6. Proceso condilar (cóndilo): se articula con la fosa glenoidea, formando la articulación temporomandibular

7. Proceso coronoides

Es importante tener en cuenta también que hay estructuras nerviosas y vasculares que se encuentran íntimamente relacionadas con la mandíbula, por lo que se debe tener especial cuidado al tratar las fracturas de este hueso:

- El tronco del nervio facial se encuentra por debajo del cóndilo, en el borde posterior de la rama mandibular.

- La rama frontotemporal del nervio facial asciende a partir del tronco en diagonal.

- La rama marginal del facial desciende por el borde posterior de la mandíbula.

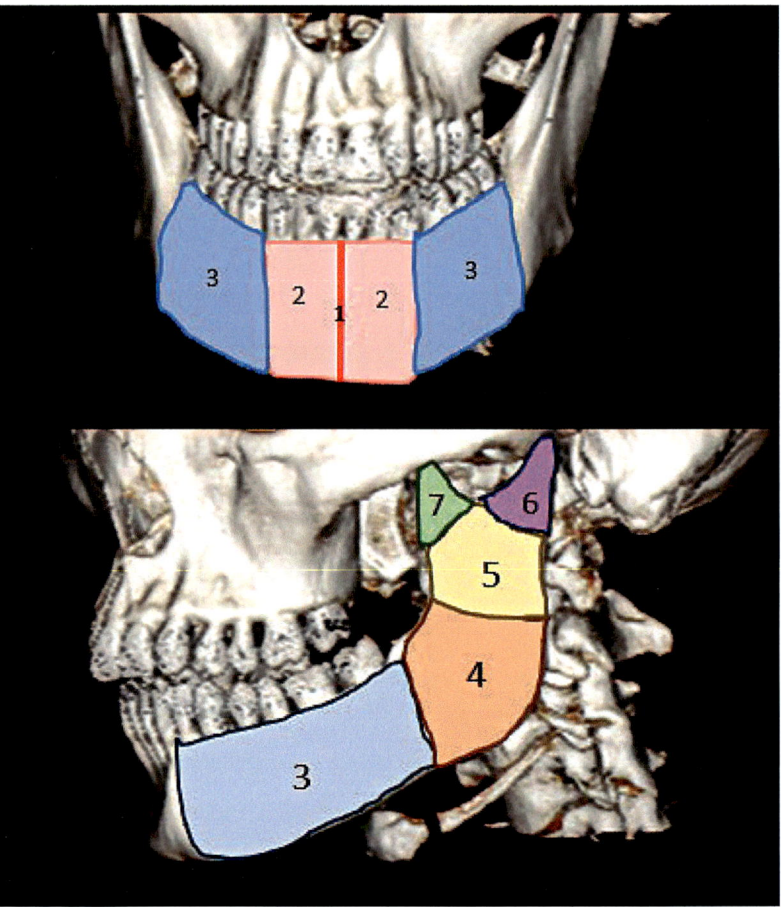

Figura 1. Regiones anatómicas de la mandíbula.

5.2. Biomecánica mandibular

Los músculos que se insertan en la mandíbula tienen un papel fundamental en las fracturas de este hueso, pues de acuerdo con las fuerzas de tracción que tienen, se pueden modificar los trazos de fractura. Los fragmentos resultantes en una fractura se pueden desplazar, y este desplazamiento será en función de la acción muscular dominante, es decir, la dirección en la que se insertan y traccionan los músculos puede provocar que una fractura se desplace.

5.3. Epidemiología

Hay que tener en cuenta, que para que la mandíbula se fracture, se requiere un mecanismo de alto impacto. La primera causa de fracturas mandibulares son accidentes automovilísticos en tres cuartas partes de los casos, seguidos de agresiones por violencia.

El 15 % de las fracturas mandibulares se asocian a otra fractura en macizo facial, por lo que hay que buscarlas intencionadamente. Hay un predominio de presentación en los hombres de entre 18 y 24 años.

5.4. Clasificaciones de las fracturas mandibulares

Existen múltiples clasificaciones de las fracturas, que tienen relevancia para decidir el tratamiento quirúrgico y predecir el pronóstico.

1. Por localización, de acuerdo con las 7 regiones mencionadas previamente. De esto es importante mencionar algunos puntos:

   - La región que más se fractura es el ángulo mandibular, por ser el sitio más delgado de la mandíbula; seguido del cóndilo, la sínfisis, el cuerpo y por último, el proceso coronoides.

   - Hay una correlación entre el sitio de trauma y el mecanismo de lesión: las fracturas secundarias a violencia suelen estar en el ángulo y cuerpo mandibular; mientras que, en accidentes en motocicleta, se afecta más frecuentemente el cóndilo.

   - Suelen ser unilaterales.

2. Simple/Compleja. Esta clasificación se hace en base al número de fragmentos que resulten de la fractura mandibular.

   • Simple: un solo trazo de fractura, con dos fragmentos óseos

   • Compleja: dos o más trazos de fractura, dando lugar a 3 fragmentos o más. Los fragmentos pueden tener distinta morfología: basal triangular, segmental, conminuta o por defecto.

3. Monocortical (incompleta) *vs.* Bicortical (completa). Depende de si involucra una o ambas corticales. La monocortical no suele estar desplazada e incluso puede no requerir tratamiento.

4. Abierta/Cerrada. Depende de si tiene una lesión de la piel o mucosa que comunica el hueso mandibular a cavidad oral o al exterior. Si la fractura es abierta, requerirá manejo antibiótico profiláctico prequirúrgico.

5. Desplazada o no desplazada. Si el trazo de fractura modificó la morfología mandibular.

6. Favorable/Desfavorable. Depende de la dirección del trazo de fractura y su relación con los músculos que se insertan en la mandíbula. Es decir, si el trazo se encuentra perpendicular a los músculos, esto hará que sea más difícil su desplazamiento y se considerará un trazo favorable. Si el trazo de fractura es paralelo al músculo, facilitará el desplazamiento del fragmento óseo y por lo tanto se considerará un trazo desfavorable.

7. Impactada. Con fragmento óseo cabalgado.

8. Indirecta. El trazo de fractura se encuentra distal al sitio de lesión.

9. Complicada. Con lesión asociada de tejidos blandos.

5.5. Abordaje

Hay que recordar que en fracturas mandibulares hablamos de traumatismos de alto impacto, por lo que es fundamental asegurar la estabilidad clínica del paciente, descartar lesiones potencialmente letales y posteriormente tratar las fracturas del macizo facial.

1. Historia Clínica

   • Es importante descartar algunos factores que predisponen a este tipo de fracturas como son: enfermedades óseas, neoplasias con potencial metastásico a hueso, déficits nutricionales, enfermedades endocrinológicas, etc.

- Interrogar el mecanismo de trauma y de ser posible la dirección del golpe.

2. Exploración física (Fig. 2)

- Cambios en la oclusión: La apertura bucal se considera limitada si es menor a 2,5 cm

- Asimetría facial

- Alteraciones en cavidad oral: valorar pérdida o movilidad de piezas dentales, si se visualiza el trazo de fractura, lesiones o equimosis en mucosa oral, piso de la boca.

- Valoración de la sensibilidad facial (sobre todo ramas de V3 del nervio trigémino)

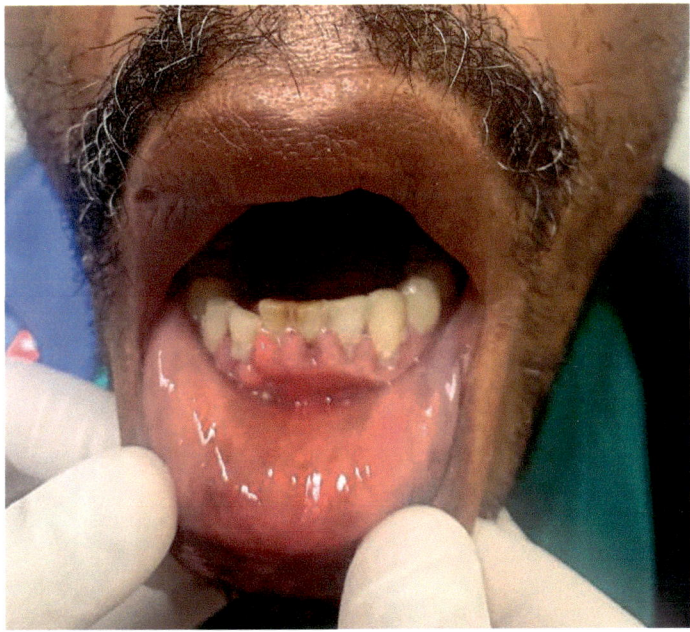

Figura 2. Imagen de paciente con fractura mandibular parasinfisiaria derecha. Se observa escalonamiento y desplazamiento secundario al trazo. Cortesía del archivo clínico del Instituto Nacional de Rehabilitación, Ciudad de México (México).

3. Estudios de imagen

- Radiografías. No es el estudio de elección, aunque en ambientes con recursos limitados se puede utilizar como primer estudio. De utilizarse, se recomienda solicitar ortopantografía.

- Tomografía computarizada del macizo facial: Estudio de elección, se debe solicitar en cortes finos (1mm) y con reconstrucción en 3D (Fig. 3).

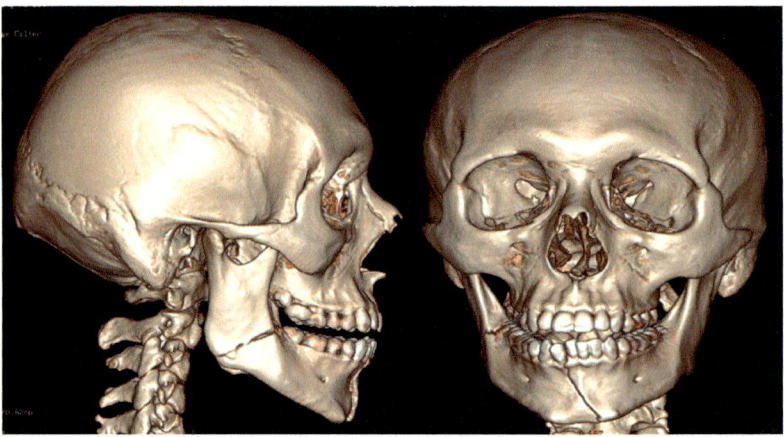

Figura 3. Reconstrucción en 3D a partir de Tomografía de macizo facial de paciente con fractura mandibular de ángulo derecho y parasinfisiaria izquierda, bicorticales, no desplazadas. Cortesía del archivo clínico del Instituto Nacional de Rehabilitación, Ciudad de México (México).

5.6. Tratamiento

Los objetivos del tratamiento, en orden de prioridad son:

- Reestablecer oclusión normal

- Reducción anatómica y fijación de los fragmentos

- Estética facial óptima

- Resultados estables a largo plazo

- Minimizar comorbilidad asociada al tratamiento

Existen diferentes opciones de tratamiento:

- **Conservador.** Se puede optar por no hacer ninguna intervención invasiva en fracturas en tallo verde o incompletas, únicamente se indican medidas generales, manejo analgésico y dieta blanda.

- **Fijación.** Se puede utilizar en fracturas favorables y fracturas no desplazadas, así como en pacientes que no serán intervenidos inmediatamente como técnica "puente", para evitar el desplazamiento de las fracturas mientras se realiza el tratamiento quirúrgico. Existen distintas técnicas de fijación, como son las férulas de Erich, los *Ivy Loops*, tornillos intermaxilares (TIM), etc.

- **Quirúrgico.** Consiste en la reducción de los trazos de fractura y fijación de los fragmentos por medio de placas y tornillos (Fig. 4).

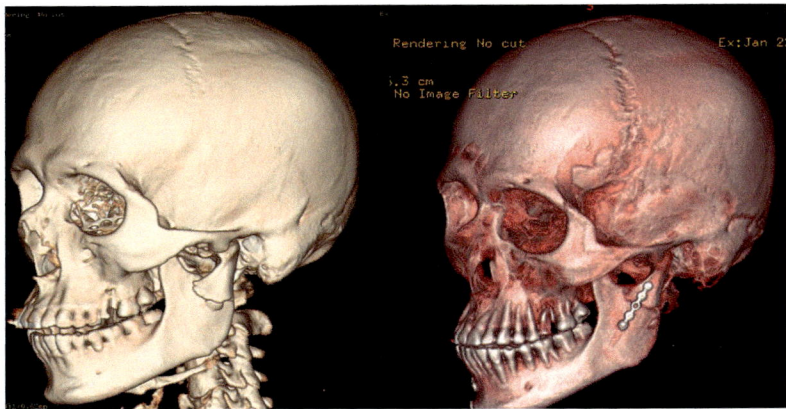

Figura 4. Reconstrucción en 3D a partir de Tomografía de macizo facial de paciente con fractura mandibular de cóndilo izquierdo pre y post-cirugía. Cortesía de archivo clínico del Instituto Nacional de Rehabilitación, Ciudad de México (México)

Bibliografía

Kellman, R. M. (2021). Maxillofacial Trauma. En P. W. Flint, et al. *Cummings Otolaryngology: Head and Neck Surgery.* (7th ed.). 286-310. Elsevier.

Schubert, E. W.; Gossous, Z.; Luqman, U.; Cypriano, R.; Aquilina, P., *et al.* (2022). *Mandible Fractures.* Recuperado el 30 de octubre de 2023. Disponible en: <https://surgeryreference.aofoundation.org/cmf/trauma/mandible>.

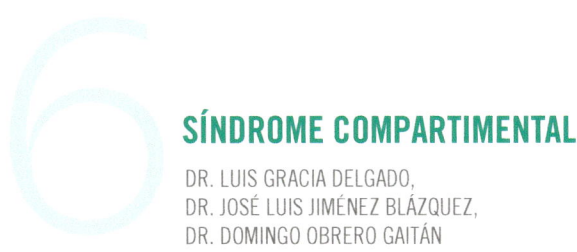

SÍNDROME COMPARTIMENTAL

DR. LUIS GRACIA DELGADO,
DR. JOSÉ LUIS JIMÉNEZ BLÁZQUEZ,
DR. DOMINGO OBRERO GAITÁN

Introducción

Los síndromes compartimentales son expresiones diversas de una situación de conflicto entre un continente poco extensible como un grupo o compartimento muscular y un contenido expansible, el músculo. Tienen en común la elevación de la presión intracompartimental, que a su vez reduce la perfusión capilar y expone los músculos y nervios a riesgos de lesión isquémica irreversible.

En 1881, Richard von Volkmann realizó la primera descripción del síndrome compartimental con especial interés en las repercusiones sistémicas y funcionales en la extremidad. Describió las contracturas causadas por los vendajes constrictivos del antebrazo y de la mano, a los cuales consideró de carácter isquémico por la obstrucción prolongada de la sangre arterial. Más tarde, en 1911, Bardenheuer describe la etiología del síndrome compartimental agudo (SCA), similar a la actual. Pero no es hasta 1940, durante la Segunda Guerra Mundial, cuando se generaliza la aplicación clínica de la fasciotomía para el tratamiento de lesiones en el campo de batalla.

Matsen, en 1975 definió el síndrome compartimental como el aumento de presión en un espacio osteofibroso cerrado que ocasiona la reducción del flujo sanguíneo y la perfusión tisular del mismo, lo que ocasiona dolor isquémico y puede lesionar los tejidos en el interior del compartimento.

6.1. Etiología

Las causas que pueden producir un SCA son diversas. Las más frecuentes son las fracturas (abiertas o cerradas), seguidas de traumatismos por aplastamiento o atrapamiento, yesos o vendajes demasiado apretados, escaras circunferenciales por quemaduras, etc.

El síndrome compartimental puede ser agudo o crónico. El SCA se asocia típicamente a mecanismos de alta energía, miembros polifracturados, particularmente cuando han sufrido aplastamiento o atrapamiento. Estos a su vez se distribuyen en dos grandes grupos según Mubarak: síndromes de causa extrínseca, que reducen o impiden la distensibilidad del compartimento; y de causa intrínseca, que aumentan el volumen intracompartimental (Tabla 1).

Los síndromes compartimentales crónicos (SCC) o post-ejercicio suelen ser recidivantes y se asocian a una actividad física o deportiva repetida. Las localizaciones en el antebrazo son la zona más frecuente de los SCC, siendo la mayor parte de ellos, en pacientes motoristas o profesiones con esfuerzos físicos mantenidos.

En los SCC, la asociación de la hipertrofia muscular en el compartimento y el aumento del volumen puntual causado por el incremento del flujo sanguíneo motivado por el ejercicio, impedirían el retorno venoso aumentando, como consecuencia, el volumen sanguíneo en el compartimento, y provocando un aumento de presión intracompartimental. Esta presión intracompartimental podría continuar aumentando hasta superar a la presión de perfusión arterial, lo que impediría el aporte de oxígeno a los tejidos provocando su hipoxia. Al cesar la práctica deportiva, se disminuiría el volumen sanguíneo muscular y con éste la presión intracompartimental, revertiéndose el proceso etiológico.

6.2. Fisiopatología del síndrome compartimental

El SCA se caracteriza por un aumento de presión intracompartimental que puede estar provocada por múltiples causas, lo cual desencadena diversas lesiones. El aumento de la presión intracompartimental provoca una disminución de la presión y perfusión capilar lo que conlleva a una isquemia muscular y nerviosa. Si el mecanismo lesivo continúa actuando llegará a una necrosis nerviosa y muscular. La necrosis nerviosa ocasiona parestesias que conducirán a una anestesia total y/o paresias que llevarán a una parálisis. La necrosis muscular

Tabla 1. Principales causas de síndrome compatimental según la división de Mubarak. Adaptado del Manual Sociedad Española de Cirugía Ortopédica y Traumatología (SECOT).

VOLUMEN DE COMPARTIMENTO DISMINUIDO
– Vendajes, escayolas o férulas excesivamente apretadas
– Torniquete
– Permanecer acostado sobre una extremidad
– Compresión por derrumbes
– Cierre a tensión de defectos de la fascia
– Tracción excesiva de una extremidad fracturada
– Elongación de la extremidad
– Traumatismo térmico, escara formada en una quemadura
CONTENIDO COMPARTIMENTAL AUMENTADO
– Hemorragia
– Lesión vascular mayor
– Transfusión a presión
– Metástasis en los músculos
– Cánula para diálisis con escape
– Hipertrofia muscular
– Infección
– Síndrome de permeabilidad capilar
– Rabdomiolisis aguda
– Desgarro de un tendón
– Inyecciones a alta presión
– Distrofia muscular de Duchenne
– Defecto de la coagulación
– Frío
– Actividad muscular excesiva
– Lesión vascular mayor

provoca una degeneración de las fibras musculares que son sustituidas por tejido fibroso que ocasionará una contractura.

Además de los efectos locales sobre el miembro, el SCA puede producir efectos generales. Así, la isquemia muscular puede hacer que las células musculares dañadas liberen mioglobina. Durante la reperfusión, la mioglobina pasará a la circulación junto a otros metabolitos inflamatorios y tóxicos. La liberación de to-xinas por la destrucción celular puede provocar un fallo multiorgánico y poner en peligro la vida del paciente. El desarrollo y la extensión de los efectos sistémicos dependen de la intensidad y duración de la afectación de la perfusión tisular, y del tamaño y número de compartimentos musculares implicados.

6.3. Clínica

El síntoma fundamental es el dolor. Es un dolor intenso, excesivo o mayor de lo que cabría esperar, y que se incrementa con la extensión pasiva de los músculos afectos.

El dolor se acompaña de tensión en la zona, hinchazón y alteraciones sensitivas distales. (Fig. 1)

El dolor es característicamente persistente, de intensidad creciente y desproporcionado para las características de la lesión. En ocasiones, puede disminuir e incluso puede estar ausente en el síndrome compartimental establecido.

El signo más precoz es la presencia de un compartimento tenso o tumefacto. Los signos de déficit sensitivo en forma de parestesias ocurren de forma característica y sin el tratamiento oportuno evolucionarán hacia la hipoestesia o la anestesia completa. En cambio, el déficit motor se produce más tardíamente y constituye un signo de isquemia tisular.

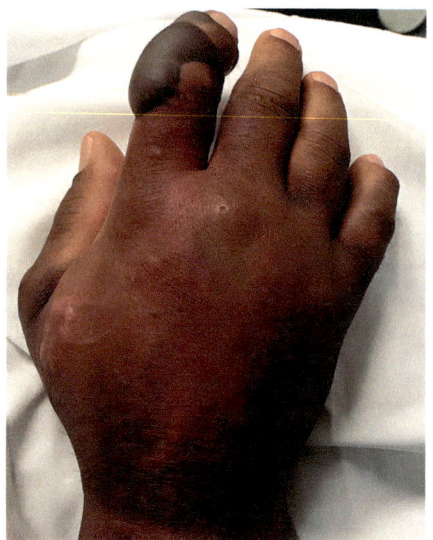

Figura 1. Imagen clínica de síndrome compartimental digital del 2º dedo de mano derecha, desarrollado tras mordedura de una víbora.

Halpern *et al.* (1979) describieron que el signo clínico más sensible para el diagnóstico del SCA de la mano es el dolor con el movimiento pasivo de las articulaciones metacarpofalángicas correspondiente a la musculatura intrínseca afectada.

Es muy importante tener en cuenta que tanto el relleno capilar como el pulso suelen estar conservados en las fases iniciales del síndrome compartimental. Solamente cuando la presión intracompartimental aumente por encima de la presión arterial sistólica, desaparecerán los pulsos distales.

Clásicamente, las manifestaciones clínicas se describen como las 6 «P» (por sus siglas en inglés):

— Parestesias (*Paresthesias*)

Es el primer síntoma en aparecer, sin embargo, es difícil de interpretar y puede deberse a una isquemia muscular, nerviosa, un fenómeno antiálgico o una combinación de los tres. Sin tratamiento progresarán hacia la hipoestesia o anestesia.

— Dolor (*Pain*)

Desproporcionado al tipo de lesión. Se exacerba por movimiento pasivo o por compresión directa del compartimento afectado, descrito como punzante o profundo, localizado o difuso, se incrementa con la elevación de la extremidad y no cede con analgésicos. Sin embargo, puede ser un indicador no fiable en síndromes compartimentales establecidos o en pacientes con déficit neurológico central o periférico añadido, ya que puede estar ausente.

— Presión (*Pressure*)

Dureza a la palpación del compartimento que está tenso y caliente, y la piel tensa y brillante. Es el signo más precoz.

— Palidez (*Pallor*)

Es un signo tardío. La piel está fría y acartonada, y el llenado capilar es prolongado (> 3 segundos). Su aparición es rara, ocurriendo cuando el flujo arterial está muy disminuido.

— Parálisis (*Paralysis*)

Signo tardío, movimiento débil o ausente de las articulaciones distales, ausencia de respuesta a la estimulación neurológica directa (daño mioneural irreversible).

— Ausencia de pulsos (*Pulselessness*)

Los pulsos periféricos son palpables a menos que exista una lesión arterial. La ausencia es un signo tardío, verificado clínicamente por palpación y ausencia de doppler audible.

Es de suma importancia tener en cuenta que la presencia de estas 6 «P» son signos y síntomas de un cuadro establecido, por lo que no hay que esperar a la presencia de la totalidad de los mismos.

6.4. Anatomía de los compartimentos de la mano y antebrazo

El antebrazo se puede dividir transversalmente en 2 compartimentos:

Compartimento anterior del antebrazo:

- Músculos Superficiales: pronador redondo, flexor radial del carpo, palmar largo, flexor ulnar del carpo, flexor común superficial de los dedos.

- Músculos Profundos: flexor común profundo de los dedos, flexor largo del pulgar, pronador cuadrado.

Compartimento posterior del antebrazo:

- Músculos: supinador, abductor largo del pulgar, extensor corto del pulgar, extensor largo del pulgar y el extensor del índice.

La mano puede ser dividida en una sección transversal en 10 compartimentos (Fig. 2):

- Compartimento tenar: contiene el abductor corto del pulgar, oponente del pulgar y el flexor corto del pulgar, inervados por la rama recurrente del nervio mediano con algunas contribuciones del nervio cubital.

- Compartimento hipotenar: contiene el abductor del 5º dedo, flexor del 5º dedo y oponente del 5º dedo, inervados por el nervio cubital.

- Compartimento aductor: contiene el aductor corto del pulgar entre el interóseo volar y los lumbricales del lado radial de la mano.

- Cuatro músculos interóseos dorsales y tres volares que han sido identificados en compartimentos distintos y que pueden presentar variaciones.

Asimismo, los dedos pueden dividirse sagitalmente en cara palmar y volar:

- En la cara palmar de los dedos encontramos la aponeurosis palmar, compuesta por los ligamentos de Grayson y Cleland, que tabican la parte palmar y volar.

- En la cara dorsal, encontramos fundamentalmente el aparato extensor, y ligamentos estabilizadores.

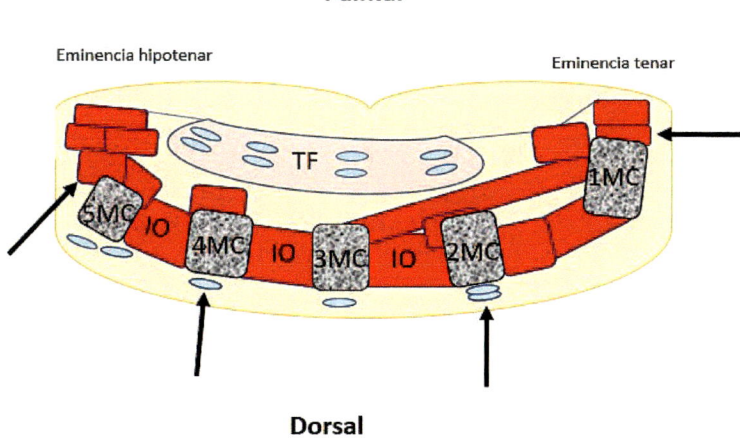

Figura 2. Figura esquemática transversal de las incisiones en el manejo del SCA en la mano a nivel dorsal y de las eminencias tenar e hipotenar. IO: músculos interóseos dorsales; MC: metacarpiano; TF: tendones flexores superficiales y profundos.

6.5. Diagnóstico

El diagnóstico del SCA es fundamentalmente clínico, siendo necesaria la realización de múltiples evaluaciones físicas del paciente para valorar la evolución del cuadro. El diagnóstico clínico en mano y antebrazo se sospechará cuando haya una tumefacción intensa tras un traumatismo o desencadenante, pero resulta difícil diferenciar cual es el compartimento afectado, debiéndose evaluar minuciosamente la sensibilidad de los mismos.

En casos de niños y adolescentes, se manifiesta generalmente como una ansiedad intensa y necesidad cada vez mayor de analgesia.

El diagnóstico es básicamente por la clínica y la exploración física. Pero en ocasiones el cuadro clínico puede ser dudoso o la exploración equívoca o difícil de realizar. En estos casos debe medirse la presión intracompartimental.

Para la medición de la presión compartimental existen diferentes métodos, siendo los más utilizados los monitores de presión conectados a un catéter o los dispositivos portátiles de fácil manejo y precisión.

Una presión intracompartimental inferior a 10 mmHg se considera normal. Las parestesias comienzan a aparecer entre los 20-30 mmHg. Si la presión es menor de 30 mmHg, deberá vigilarse con monitorización continua o exámenes seriados en las siguientes 24 horas (período de mayor riesgo).

Aunque no existe unanimidad entre los autores sobre cuándo realizar la descompresión quirúrgica, se considera que las presiones por encima de 30 mmHg, o diferencias inferiores a 30 mmHg entre la presión compartimental y la presión diastólica son indicación de fasciotomía urgente. Si las presiones por encima de 40 mmHg se mantienen durante 8 horas se producen lesiones tisulares irreversibles.

En casos de SCC, el diagnóstico de certeza se realiza mediante la medición de la presión intracompartimental justo antes y después del ejercicio. Se consideran diagnósticas una presión en reposo >15 mmHg, una presión >35 mmHg tras finalizar el ejercicio y una presión >25 mmHg a los 5 minutos de finalizado.

Existen indicaciones aceptadas para el registro de la presión compartimental, e incluso de fasciotomía urgente en los siguientes casos:

— Uno o más síntomas de síndrome compartimental junto a factores de confusión, tales como traumatismo craneoencefálico (TCE), paciente en coma o pérdida de conciencia.

— Paciente con una lesión asociada del plexo braquial puede no presentar dolor distal.

— Aumento exacerbado y espontáneo de dolor en una extremidad a pesar de un manejo analgésico adecuado.

— Presencia de dureza o inflamación de una extremidad en un paciente al que se le ha practicado anestesia regional en el postoperatorio.

— Exploración no fiable en presencia de dureza o inflamación de la extremidad.

Según Oullette *et al* (1996), una mano edematizada a tensión con una posición intrínseca *minus* es suficiente para el diagnóstico con una presión intracompartimental de 15 a 25 mmHg con síntomas clínicos o de 25 mmHg sin sintomatología.

A continuación, se exponen dos formas de medir la presión intracompartimental:

Técnica del Manómetro de Aguja (Fig. 3)

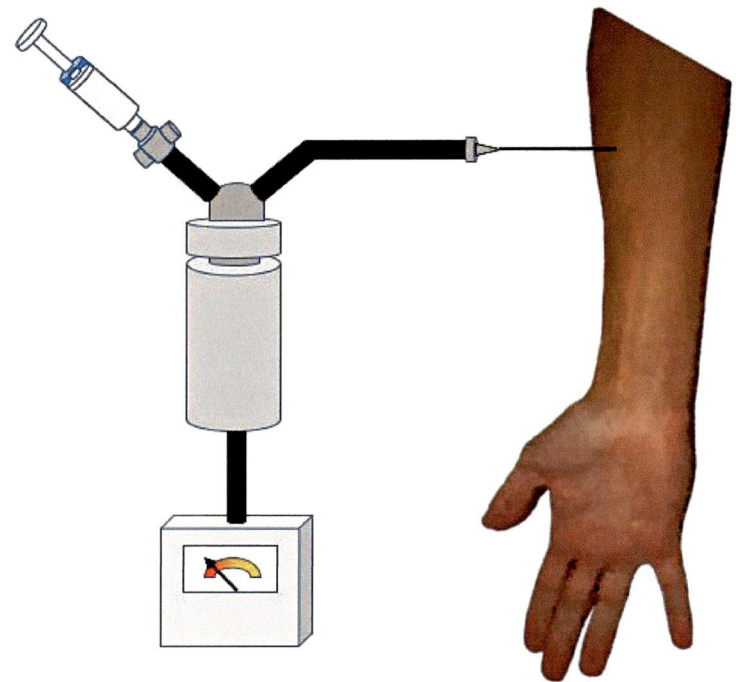

Figura 3. Dibujo esquemático del diagnóstico con la técnica del manómetro de aguja

Se debe elaborar inicialmente un sistema simple que consiste en conectar la boca de una jeringa de 20 ml al conector central de una llave de tres pasos. Se conecta un extremo del tubo de extensión endovenoso a unos de los conectores de la llave de tres vías. Posteriormente, se coloca una aguja de calibre 18 dentro de un recipiente con suero salino estéril para eliminar el vacío. Se introduce la aguja conectada al tubo de extensión en el suero salino de modo que el orificio de la aguja quede bien sumergido.

Seguidamente se abre la llave de tres pasos solo para la jeringa del tubo de extensión y se aspira el suero salino de forma que se llene la mitad de la longitud del tubo de extensión intravenoso (verificando que no entren burbujas en el sistema) y se gira la llave de modo que el conector para el suero salino quede cerrado. Se coloca otro tubo de extensión intravenoso al conector restante de la llave de tres pasos o tres vías y conecte el extremo libre de este tubo a un manómetro o monitor de presión arterial.

Posteriormente, se retira la jeringa de 20 ml del sistema y se aspiran 15 ml de aire dentro de la jeringa, se reinserta la jeringa en la llave, y se saca el tubo de extensión intravenosa con la aguja de 18 del recipiente de solución salina.

Finalmente se introduce la aguja de 18 dentro del compartimiento muscular afectado y se gira la llave para que de esta forma los tres conectores queden abiertos. Se empuja el émbolo de la jeringa gradualmente y con suavidad para aumentar la presión dentro del sistema.

El punto en el que el menisco es plano y la columna salina empieza a moverse es igual a la presión dentro del compartimiento, pudiendo así anotar y documentar la presión del manómetro.

La misma aguja puede ser insertada en otra localización para obtener medidas adicionales de presión si se ha seguido una asepsia durante el procedimiento.

Técnica de Stryker®

El sistema Stryker de monitor intracompartimental es un dispositivo autocontenido adecuado, preciso y fácil de usar. Este equipo consiste en un envase desechable, válido para un solo paciente, incluye una aguja, la cámara de diafragma y una jeringa llena de suero salino, además dispone de una batería y una pantalla digital.

Los pasos para montar el sistema deben emplearse siguiendo una serie de normas de asepsia.

Inicialmente se saca la cámara de diafragma del envase del equipo de monitor de presión y se colocar la aguja del calibre 18 estéril, destapando después la jeringa de 3 ml llena de solución salina y enroscando la otra rama de la cámara del diafragma. Se abre la tapa de plástico transparente de la unidad del monitor y se coloca el conjunto aguja-cámara de diafragma-jeringa sobre el monitor de modo que la cámara de diafragma se encaje en el pocillo.

Posteriormente se empuja cuidadosamente para que el diafragma se coloque con firmeza y nivelado sobre el monitor y se cierra la tapa hasta que se escuche un chasquido. Seguidamente se empuja el émbolo de la jeringa para hacer pasar suero salino a través del diafragma y la aguja, para de este modo asegurarse que no queda aire dentro del sistema.

Finalmente, se introduce la aguja dentro del compartimento deseado, inyectando lentamente 0,3 ml de solución salina al compartimento, la cual sirve para equilibrar con los líquidos intersticiales. Se espera unos segundos hasta que el dispositivo arroje el resultado de la presión y lo muestre en la pantalla digital y se procede a retirar la aguja.

6.6. Pruebas de laboratorio

Algunas pruebas de laboratorio pueden contribuir al diagnóstico del síndrome compartimental. La elevación de la creatinfosfoquinasa (CPK) refleja la necrosis muscular, y la descompresión del compartimento mostrará una tendencia descendente. Una persistencia de cifras elevadas es indicativa de que sigue produciéndose necrosis muscular y orienta hacia una descompresión insuficiente. La mioglobinuria también confirma la lisis de las células musculares. La mioglobina es tóxica para el glomérulo renal por lo que, si el síndrome compartimental no se trata adecuadamente, producirá insuficiencia renal.

6.7. Tratamiento

La fasciotomía es el tratamiento de elección. El único método fiable de tratamiento de un SCA instaurado es la descompresión quirúrgica mediante fasciotomías. Se acepta por la mayoría de autores que valores superiores a 30 mmHg en la presión intracompartimental diferencial entre la presión compartimental y la presión diastólica inferiores a 30 mmHg son indicativas de fasciotomía. Ante la duda y con clínica sugestiva de que pueda evolucionar a un síndrome compartimental, somos partidarios de la fasciotomía descompresiva. Por otra parte, es aconsejable la fasciotomía profiláctica sistemáticamente en casos de fracturas complejas de extremidades, traumatismos por aplastamiento, reimplante de extremidades o lesiones neurovasculares. Además del tratamiento descompresivo local, es imprescindible una hiperhidratación del paciente que ayudará a evitar la lesión de los glomérulos renales por depósito de mioglobina y metabolitos tóxicos.

Accesos quirúrgicos en antebrazo, mano y dedos

La fasciotomía comprende la incisión de la envoltura aponeurótica del compartimento, lo que permite que los tejidos se expandan sin restricciones y que la presión tisular caiga.

Al practicar la fasciotomía, no sólo debe abrirse rápidamente la envoltura aponeurótica del compartimento, sino también debe abrirse la piel y el tejido subcutáneo suprayacente para que los compartimentos puedan descomprimir adecuadamente. La descompresión en un SCA no debe realizarse mediante mini incisiones o de forma percutánea.

Según la zona donde se localiza (Fig. 4):

— Brazo: posee dos compartimentos. El compartimento anterior se descomprime mediante una incisión anterointerna y el posterior mediante una incisión longitudinal posterior.

— Antebrazo: consta de tres compartimentos (anterior, posterior y lateral) que están comunicados entre sí. Están envueltos por una única fascia muscular por lo que suele ser suficiente una sola incisión curvilínea sobre toda la longitud de la cara volar del antebrazo llegando a abrir el túnel del carpo.

— Mano: los compartimentos interóseos pueden liberarse mediante dos incisiones dorsales sobre los ejes longitudinales del 2º y 4º metacarpianos. Se deben evitar las incisiones quirúrgicas directamente sobre los extensores para evitar la desecación de los tendones. Los compartimentos palmares precisan de dos incisiones sobre las eminencias tenar e hipotenar para su liberación.

— Dedos: los dedos pueden también desarrollar un síndrome compartimental con un edema excesivo, frecuentemente asociado a quemaduras, dentro del compartimento fascial rodeado por piel y los ligamentos de Cleland y Grayson. Se descomprime el dedo mediante incisiones laterales realizadas por el eje medio siguiendo la porción más dorsal de los pliegues de flexión de la articulación.

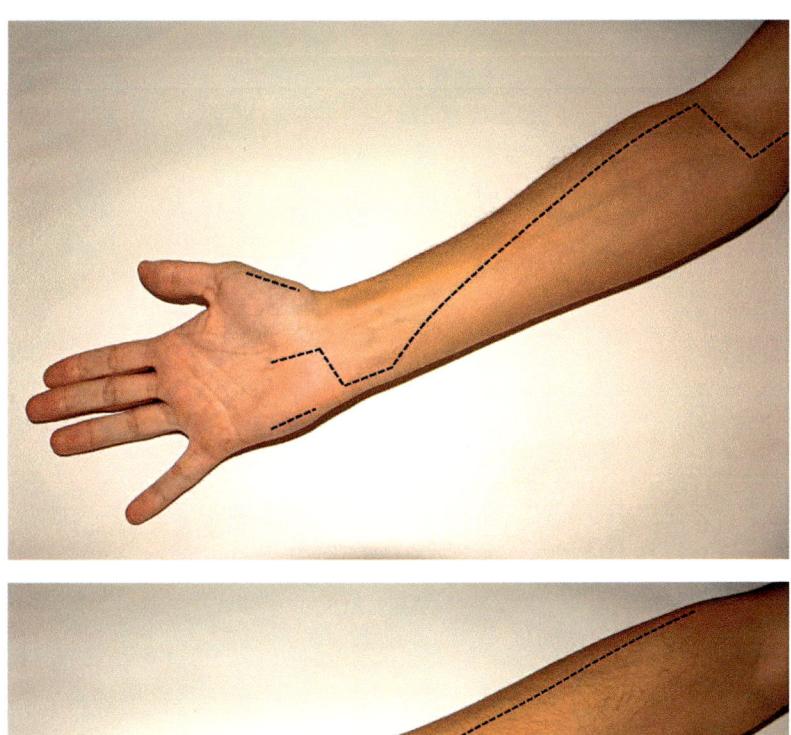

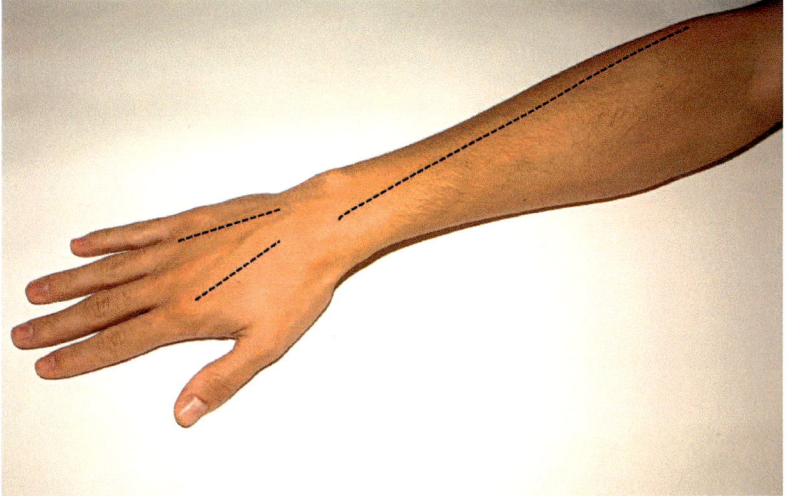

Figura 4. A. Incisiones en mano y antebrazo para las fasciotomías volares y **B**. dorsales

Tras la incisión debe procederse a la disección cuidadosa de todos los compartimentos, con evacuación de los hematomas retenidos, vigilando no lesionar estructuras nobles. Se debe comprobar que no existan sangrados que puedan volver a causar compresión de estructuras y debe valorarse la perfusión distal y el estado muscular (Fig. 5).

Es fundamental resecar exhaustivamente el tejido necrosado durante la fasciotomía para prevenir la aparición de contracturas tardías.

Cuando hay una lesión irreversible de la musculatura, podemos apreciar tres signos patognomónicos de esta:

1. Coloración pálida.

2. Fallo en la restauración de la circulación durante la fase de hiperemia reactiva.

3. Ausencia de respuesta ante la estimulación.

Por tanto, hay que actuar con vehemencia y decisión ante la presencia de musculatura con estos signos de ausencia de vitalidad.

Posteriormente, se estabilizarán las fracturas. Se realizará mediante fijación interna o externa. La estabilización facilita el cuidado de las heridas y permite la movilización del paciente y de las articulaciones, con lo que se reduce la aparición de fibrosis y rigidez articular.

Por último, durante el cierre, los puntos de aproximación de bordes que atraviesan transversalmente las heridas pueden producir decúbitos e isquemias sobre el tejido muscular, por lo que son poco recomendables. Es preferible evitarlos o colocar algún punto de sutura sin apretar y que una cada borde de la herida con la fascia o músculo subyacente.

Aplicaremos sobre las heridas un apósito con gasa impregnada de pomada con Sulfadiacina argéntica o Nitrofurazona, que desbridan y favorecen la granulación, además de profilaxis antibiótica, con Cefazolina u otra Cefalosporina de amplio espectro.

Tras la fasciotomía es recomendable la vigilancia estrecha cada 8-12 horas.

Deben realizarse curas de las heridas y cambio de apósitos diariamente. En cuanto al tratamiento posterior, se siguen los principios del tratamiento primario: valorar la viabilidad del músculo, extirpar el músculo necrótico y dejar las heridas abiertas.

A las 24-48 h se debe reevaluar para comprobar si se ha progresado la necrosis de tejidos y si precisa de un nuevo desbridamiento quirúrgico.

No se debe realizar el cierre de la herida hasta que se haya desbridado todo el tejido necrótico. El tipo de cierre vendrá condicionado por la naturaleza de la herida abierta.

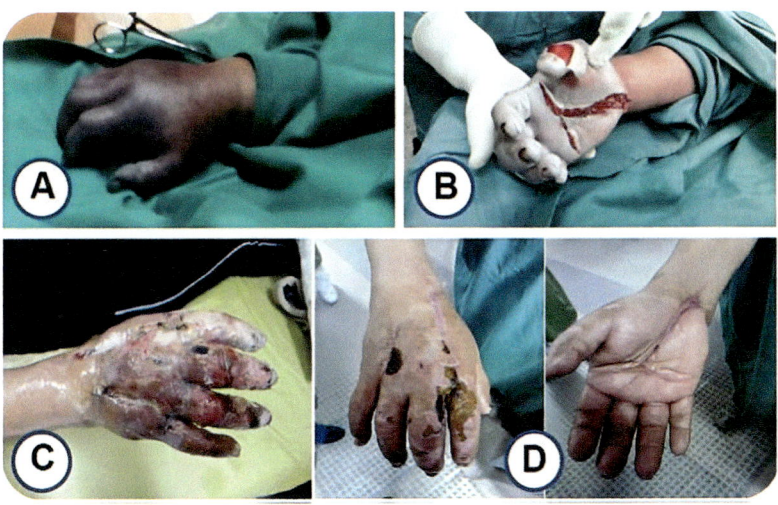

Figura 5. Evolución de un síndrome compartimental agudo (SCA) en mano derecha tratado hospitalariamente. **A**: SCA instaurado, tras la evaluación inicial. **B**: Manejo quirúrgico mediante fasciotomías. **C**: Evolución a corto plazo. **D**: Evolución a largo plazo transcurridos varios meses.

Fundamentalmente hay 4 tipos de cierre:

A. Cierre por segunda intención: Si en la evolución posterior pueden aproximarse sin tensión los bordes de la herida se procederá al cierre primario diferido del subcutáneo y piel en 48-72 horas tras el establecimiento del SCA.

B. Aposición cutánea: En aquellos casos en los que hay tensión de los bordes, aprovecharemos la elasticidad de la piel para lograr el cierre primario diferido de la herida. Esencialmente, aplicamos una tensión constante en los bordes de la herida, permitiendo su cierre paulatino mediante el retensado cíclico. Se han descrito diversas técnicas, siendo una de las más conocidas la del "cordón de zapato", que utiliza agrafes en los bordes unidos por *vessel-loop*.

C. Si los bordes no pueden aproximarse y hay un buen tejido de granulación, sin exposición de vasos ni nervios ni tejido óseo, se realiza cobertura mediante un injerto libre de piel. En caso de exposición ósea o tejidos nobles como el peritenon, será necesaria la cobertura con un colgajo o con un injerto libre fasciocutáneo microvascular.

D. Se ha comprobado asimismo la utilidad del uso de la terapia de cierre por vacío tras las fasciotomías, ayudando a una rápida resolución de la inflamación y edema de los tejidos, al mejorar el aporte local de sangre, promover la granulación del tejido e impedir la colonización bacteriana.

En casos de SCA, como tratamiento coadyuvante se pueden utilizar:

A. Espasmolíticos, vasodilatadores y corticoesteroides, para mejorar inflamación y edema

B. Antibióticos, para evitar sobreinfecciones

C. Manitol, para reducir la inflamación y edema por su efecto antioxidante, gracias a su acción hiperosmolar

D. Oxígeno hiperbárico, se puede utilizar en casos limítrofes, y siempre tras la fasciotomía

El tratamiento de SCC consiste generalmente en la modificación de la actividad deportiva. Si persisten los síntomas o en el caso de deportistas de élite, podemos practicar la descompresión quirúrgica mediante fasciotomías subcutáneas o fasciectomía, de igual manera que se hace en los SCA, pudiendo hacerlos de manera percutánea.

Conclusiones

El diagnóstico precoz del SCA es de suma importancia, por lo que se debe pensar en él ante una lesión con un dolor desproporcionado. La profilaxis es fundamental y el mejor tratamiento es prevenir el desarrollo del SCA. Para ello es necesario de una correcta historia clínica y exploración inicial, con especial interés en dejar reflejada la exploración nerviosa, vascular y muscular.

Así mismo, la reducción y fijación correcta de las fracturas sin mucha manipulación, y la correcta colocación de vendajes y yesos, son esenciales para no agravar la lesión y evitar el compromiso compartimental iatrogénico.

En lesiones que puedan evolucionar hacia un SCA deberemos estar alerta e instaurar un control clínico periódico y estricto (dolor, movilidad, sensibilidad, pulsos, edema) junto con la monitorización de la presión intracompartimental.

El retraso en el tratamiento puede tener consecuencias desastrosas, como la contractura y parálisis, la infección y en ocasiones la amputación.

Debemos evitar cierres a tensión en casos de cirugía abierta y somos partidarios de la apertura profiláctica de compartimentos en cirugía de miembro superior politraumatizado.

Bibliografía

DiFelice, A. Jr; Seiler, J. G. III; Whitesides, T. E. Jr (1988). The compartments of the hand: An anatomic study. *Journal of hand Surgery.* 23(4), 682-686.

Gómez-Castresana, F. P. F. (2003). Síndromes compartimentales. *Manual SECOT de Cirugía ortopédica y traumatología.* Panamericana Editorial.

Green, D. P.; Hotchkiss, R. N.; Pederson, W. C.; Wolff, S.W. (2005). *Green's Operative Hand Surgery.* Lippincott Williams and Wilkins. Elsevier.

Halpern, A. A.; Nagel, D. A. (1979). Compartment syndromes of the forearm: Early recognition using tissue pressure measurements. *Journal hand Am.* 3, 258-263.

Manoli, A. II; Weber, T. G. (1990). Fasciotomy of the foot: an anatomical study with special reference to release of the calcaneal compartment. *Foot & Ankle.* (10), 267.

Mubarak, S. J.; Pedowitz, R. A. (1989). Compartment Syndromes. *Current Orth.* 1(3), 36-40.

Ouellette, E. A.; Kelly, R. (1996). Compartment syndromes of the hand. *J Bone Joint Surg Am.* 78(10), 1515-1522.

Schepsis, A. A.; Gill, S. S. (1999). Fasciotomy for exertional anterior compartment syndrome: is lateral compartment release necessary? *American Journal Sport Medicine.* 27(4), 430-435.

SECCIONES TENDINOSAS DE LA MANO Y TENOSINOVITIS PIÓGENA

DR. JUAN CÁMARA PÉREZ

Dentro de las lesiones de tejidos blandos en las lesiones traumáticas de la mano, la sección de las estructuras tendinosas son las que más frecuentemente se relacionan con alteración funcional, habitualmente a nivel digital.

La identificación de la lesión requiere una exploración minuciosa para poder hallar el nivel de la lesión, especialmente ante la ausencia de herida o en los casos de retracción del tendón tras la sección. En todo caso, la estabilización ósea, en caso de fractura asociada, deberá ser realizada como paso previo a la reparación tendinosa.

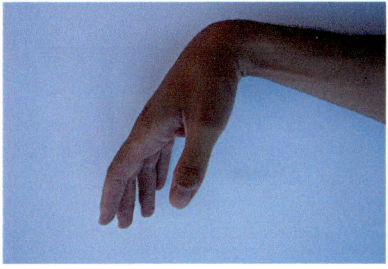
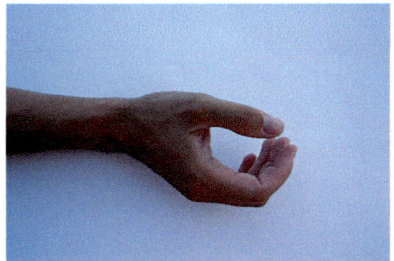

Figura 1. Imágenes ilustrativas de la tenodesis. En condiciones fisiológicas, con integridad tendinosa, la flexión de la muñeca provocará la extensión digital pasiva. Por el contrario, la extensión pasiva ocasionará flexión digital pasiva.

Existen diferentes maniobras de exploración de las lesiones tendinosas; un fenómeno básico de exploración es el de la tenodesis (Fig. 1). La extensión de muñeca, manteniendo los dedos relajados producirá la flexión de los mismos; por el contrario, la flexión de aquella articulación producirá la extensión digital. La alteración de este proceso en alguno de los dedos, suele indicar la sección tendinosa.

7.1. Afectación flexora

La sección de los tendones flexores presenta la dificultad de la habitual retracción de los mismos tras la sección, lo que habitualmente requiere la necesidad de "buscar" el extremo proximal del mismo bastante más cranealmente al lugar de la lesión, implicando la realización de incisiones quirúrgicas extensas para hallarlo. A nivel palmar, la realización de incisiones longitudinales se relaciona con retracción muy significativa de la cicatriz que conlleva limitación para la extensión. Es por ello que las incisiones deben ser realizadas preferencialmente en zig-zag, habitualmente con el patrón de Bruner (Fig. 2).

A   B

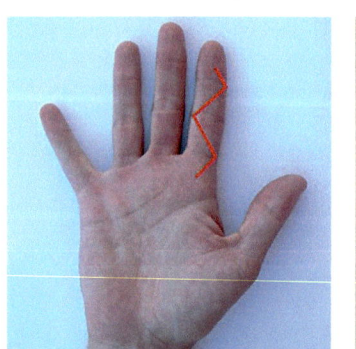 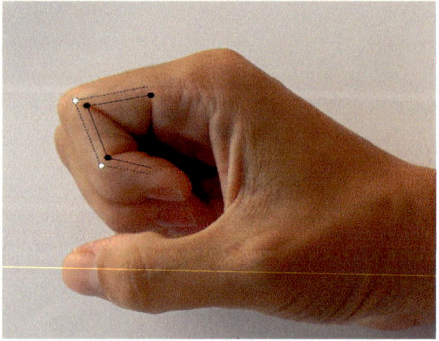

Figura 2. A: Incisión de Bruner para el área palmar. **B**: En línea continua: Incisión mediolateral, útil para el acceso lateral con exposición del pedículo colateral. Se marcan los puntos donde finalizan los pliegues interfalángicos, la línea trazada entre los mismos indica la incisión. En línea discontinua: Incisión medioaxial útil para el acceso lateral, sorteando dorsalmente los elementos vasculonerviosos.

En relación a la anatomía funcional, conviene tener en cuenta que el sistema flexor digital está compuesto por un tendón profundo y otro superficial. Ambos realizan una función similar, con la excepción de la flexión de la articulación interfalángica distal, que es realizada en exclusividad por el tendón flexor profundo, lo cual sirve para identificar si éste está dañado. Por este motivo sólo la reparación del tendón profundo es estrictamente necesaria, aunque en cualquier caso es siempre recomendable en los casos agudos, no así en los de larga evolución en los que la fibrosis dificultaría el deslizamiento tendinoso y la reparación del tendón superficial podría estar contraindicada.

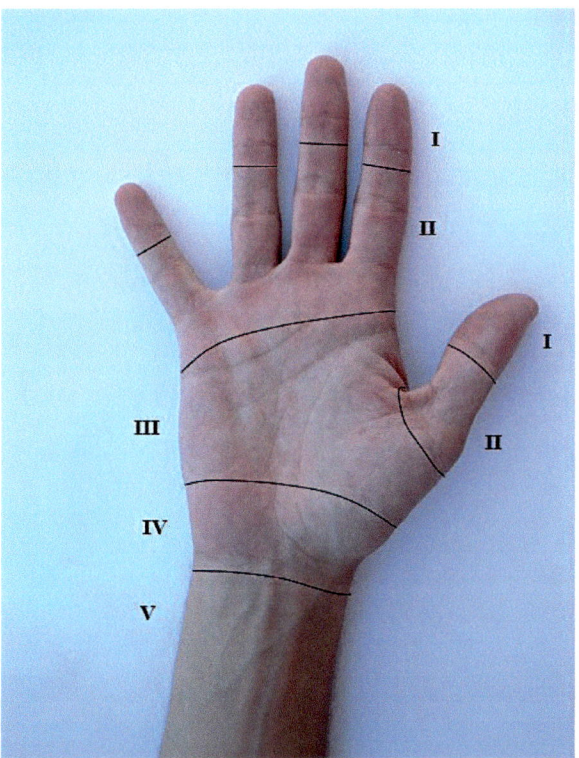

Figura 3. Zonas flexoras. **I**: distal a inserción del tendón flexor profundo de los dedos; **II**: localizada entre inserción del flexor profundo y pliegue palmar distal; **III**: situada entre pliegue palmar distal y ligamento anular del carpo; **IV**: se halla bajo el ligamento anular carpo, **V**: localizada entre el ligamento anular carpo y unión miotendinosa.

Para identificar la afectación del tendón flexor profundo, se puede bloquear mecánicamente la flexión interfalángica proximal, y realizar flexión activa, para ver si se produce la flexión de la articulación interfalángica distal, en cuyo caso el tendón flexor profundo estará funcionante (Fig. 4).

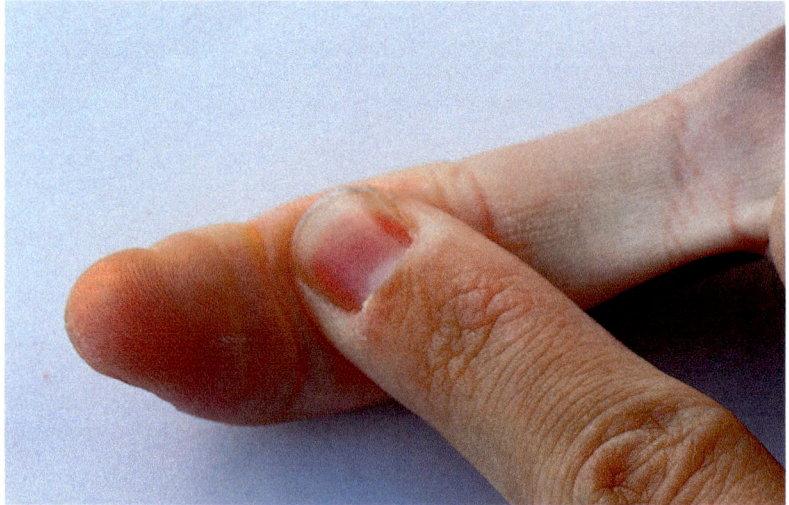

Figura 4. Maniobra de Allen para la verificación de la integridad del flexor digital profundo, mediante el bloqueo de la articulación interfalángica proximal (IFP) y movilización activa de la interfalángica distal (IFD).

Un elemento importante en el normofuncionamiento tendinoso digital es el sistema de poleas y ligamentos cruciformes, que son elementos estructurales de tejido conectivo que, por un lado, mantienen normoposicionado el tendón y así mismo permiten su deslizamiento. Aunque las poleas A2 y A4 son las verdaderamente importantes de preservar, se debe intentar la reparación de todas estas estructuras siempre que sea posible.

Existen diferentes técnicas para la sutura tendinosa. Debido a que se trata de estructuras gruesas y sujetas a mucha fuerza tensional, se requiere realizar una sutura con *core*, con hilo monofilamento grueso, reforzado con puntos periféricos. La sutura *core* recomendada es la sutura de Kessler, o la misma con modificaciones. Es de elevada importancia asegurar la correcta realización de la sutura, ya que los primeros días la resistencia a la tracción que mantendrá unidos ambos extremos tendinosos será exclusivamente dependiente del hilo, pues la reestructuración tisular requiere cierto tiempo para desarrollarse.

Según aumente el número de la zona flexora (Fig. 3), más grueso debe ser el hilo de sutura para realizar la tenorrafia, aunque en general a nivel técnico la reparación es bastante similar en todas ellas (Fig. 5).

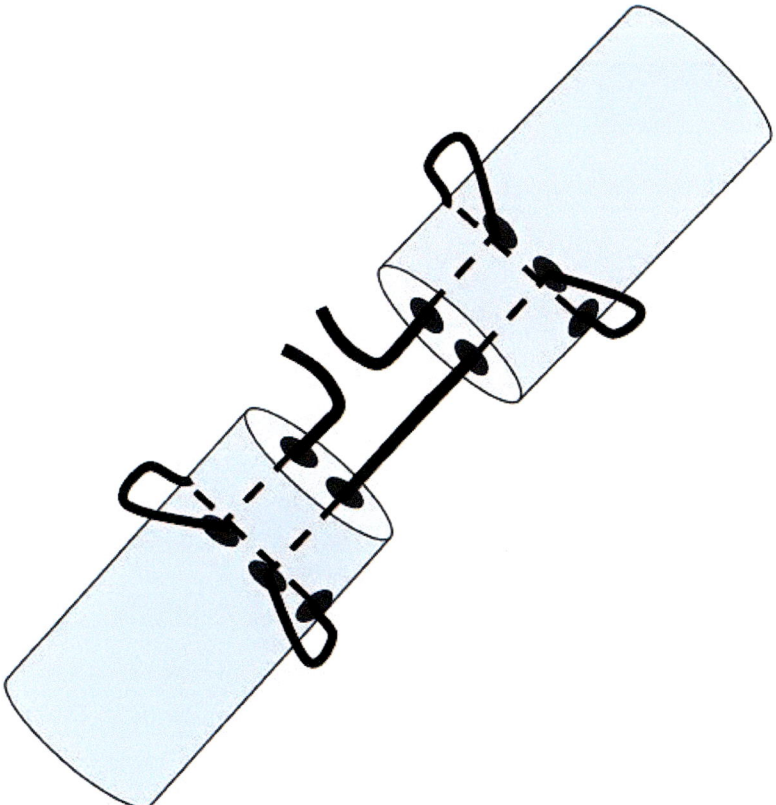

Figura 5. Sutura de Kessler. Es el tipo de sutura recomendado para estructuras tendinosas gruesas y sujetas a mucha fuerza de tracción. Presenta dos pasadas centrales que actúan como *core*. Modificándolo con doble lazada se puede conseguir bloqueo del hilo, útil en los tendones flexores. Se recomienda complementar la sutura de Kessler con una sutura continua o puntos simples periféricos con hilo de menor grosor.

7.2. Afectación extensora

A nivel proximal, la localización anatómica de la lesión permite prever el tendón seccionado en base a los diferentes compartimentos extensores.

A nivel distal, la sección afectará a los extensores digitales, ya sea mediante una sección completa, o lo que es más frecuente, afectando a alguna de las estructuras que componen el aparato extensor a nivel digital (Fig. 6).

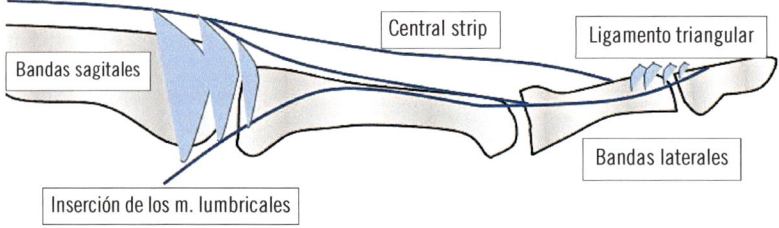

Bandas sagitales

Central strip

Ligamento triangular

Bandas laterales

Inserción de los m. lumbricales

Figura 6. Representación del complejo extensor digital

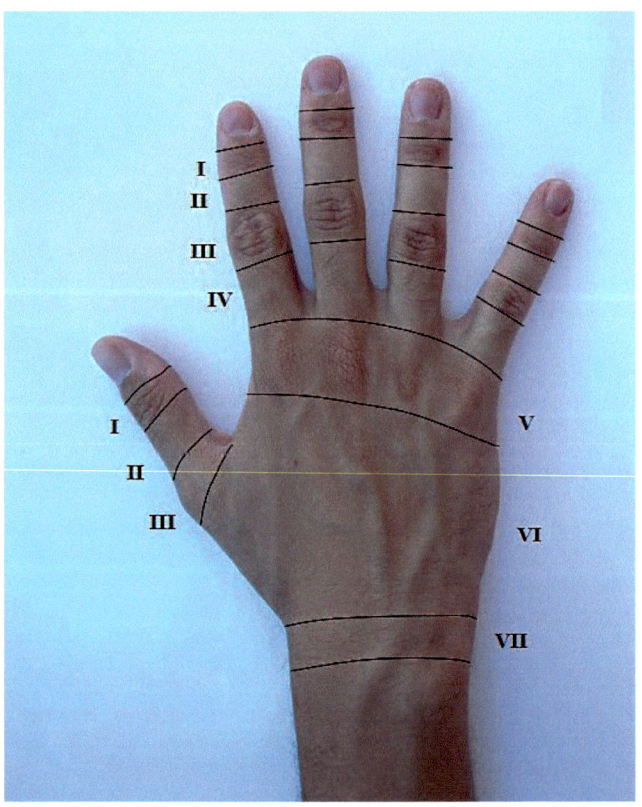

Figura 7. Zonas extensoras. I: Articulación IFD; **III**: Articulación IFP; **V**: Articulación MCF; **VII**: Retináculo extensor. Las otras zonas son las intermedias de las anteriores.

Los diferentes niveles de afectación permiten determinar la actitud terapéutica (Fig. 7).

En el nivel I, en ausencia de afectación ósea, que siempre se debe descartar con una radiografía, la inmovilización durante al menos 6 semanas con una férula de Stack, o idealmente alguna que permita la inmovilización en hiperextensión, es suficiente para garantizar la reparación sin secuelas. En caso de flexión accidental de la articulación IFD durante ese periodo, obligaría a recomenzar el periodo de inmovilización desde el inicio.

La no correcta reparación tendinosa a este nivel puede dejar de secuela el denominado dedo en martillo o *mallet finger,* con flexión de IFD residual. De manera crónica, el intento de compensación de dicha deformidad puede conducir a hiperextensión de la IFP, desarrollando la denominada deformidad en cuello de cisne o *swan neck deformity.*

Las lesiones en los otros niveles pueden ser reparadas mediante sutura directa, por lo general con puntos simples con hilo progresivamente de mayor grosor. En el nivel III, presenta la característica de que un daño en ese nivel evolucionará hacia hiperextensión distal y flexión mantenida de IFD, ocasionando el denominado dedo en *Boutonniere.* En caso de presentarse esta lesión de forma aguda, puede ser manejada mediante férulas en numerosas ocasiones. En los niveles III y IV, es útil el test de Elson para evaluar la integridad de la banda central, ya que ésta se hallará dañada si en flexión forzada de PIP, es posible la extensión de DIP.

La reparación tendinosa extensora mediante sutura de los dos extremos es llevada a cabo generalmente sin *core,* ya que el grosor de las estructuras tendinosas no lo permite, al menos en los niveles más distales. En éstos es suficiente con diversas variaciones de puntos cruzados. A partir de las zonas III-IV, las suturas de Kessler con *core* es planteable.

Generalmente en secciones tendinosas incompletas de menos del 50% podrían ser manejadas de manera conservadora, aunque el grado de afectación siempre debería ser verificado mediante visualización directa, siendo esto aplicable también a las lesiones tendinosas flexoras.

7.3. Tenosinovitis piógena

La tenosinovitis piógena es una infección de la vaina de los tendones, generalmente flexores, debida habitualmente a un traumatismo. El microorganismo más frecuentemente implicado es *Staphylococcus aureus.*

El diagnóstico se realiza en base a los signos de Kanavel, que incluyen inflamación fusiforme simétrica del dedo; postura en flexión del dedo afecto; dolor significativo del mismo a la extensión forzada, en especial proximalmente; y sensibilidad en el trayecto de la vaina.

Debido a su potencial destructivo sobre la vaina y el propio tendón, generalmente se requiere del tratamiento antibiótico intravenoso desde el diagnóstico. Aunque en los casos más incipientes puede ser manejado de manera conservadora, en la mayoría de casos, es necesaria el tratamiento quirúrgico complementario.

Pese a que hay autores que defienden incisiones de Bruner completas para exposición y limpieza el área afectada, esta se suele asociar a secuelas funcionales ya que impide la rehabilitación precoz. Es por ello que ha ido adquiriendo relevancia el tratamiento alternativo mediante irrigación secuencial con suero. Para ello se realizan dos pequeñas incisiones, una distal y otra proximal, a través de la cual se accede a dicha vaina tendinosa, pasando un catéter con orificios múltiples que es extraído por el extremo distal. Cada dos horas y durante varios días se realizará lavado con suero a través de dicho catéter. Esto permite menor número secuelas funcionales que el manejo quirúrgico abierto.

Bibliografía

Bunnell, S. (1970). *Surgery of the hand.* (5th ed.) Lippincott Co.

Kanavel, A. B. (1943). *Infections of the hand. A guide to the surgical treatment of acute and chronic suppurative processes in the fingers, hand and forearm.* (7th ed). *Lea & Febiger.*

Masquelet, A. C. (2005). *Atlas of Surgical Anatomy* (1st ed.). CRC Press.

Neviaser, R. J. (1978). Closed tendon sheath irrigation for pyogenic flexor tenosynovitis. *J Hand Surg Am.* 3(5), 462-466.

Strickland, J. W. (2004) *Master Techniques in Orthopaedic Surgery: The Hand.* (2nd ed). Lippincott Williams & Wilkins.

Wolfe, S. W.; Pederson, W. C.; Kozin, S. H.; Cohen, M. S. (2021). *Green's Operative Hand Surgery.* (8th ed.). Elsevier.

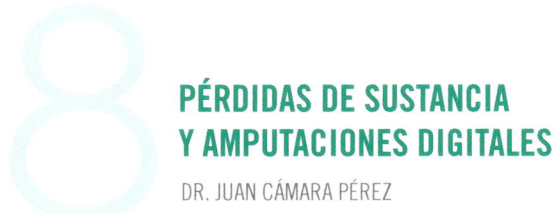

PÉRDIDAS DE SUSTANCIA Y AMPUTACIONES DIGITALES

DR. JUAN CÁMARA PÉREZ

Las pérdidas de sustancia son una patología traumática relativamente común, involucrando frecuentemente sólo el tejido cutáneo y subcutáneo del nivel digital más distal. En otras ocasiones, dicha afectación no se limita a un segmento de tejido digital, sino que se produce una sección total o subtotal del propio dedo.

El tratamiento depende fundamentalmente del nivel de sección, para lo cual es útil la clasificación de Allen (Fig. 1A). Cuando este tiene lugar distalmente, las opciones de cobertura vienen condicionadas por la orientación del corte, según la clasificación de Fassler (Fig. 1B).

Si la sección a nivel distal no expone hueso generalmente se puede optar por el cierre por segunda intención, pudiendo realizarse de forma complementaria injerto cutáneo en los casos que así lo requieran de manera diferida. En los niños de corta edad, en secciones de pequeño tamaño, un injerto compuesto de la piel y el tejido subcutáneo podría ser una opción viable, no así en adultos.

En los casos de exposición ósea, en los que la mayor afectación sea a nivel volar se puede optar por realizar el colgajo Kutler, unilateral o bilateralmente, que son colgajos de avance V-Y localizados lateralmente.

En caso de que el defecto distal esté localizado principalmente a nivel dorsal, el colgajo Atasoy es una buena opción, siendo también un colgajo en isla V-Y de avance teniendo como eje la propia línea media digital.

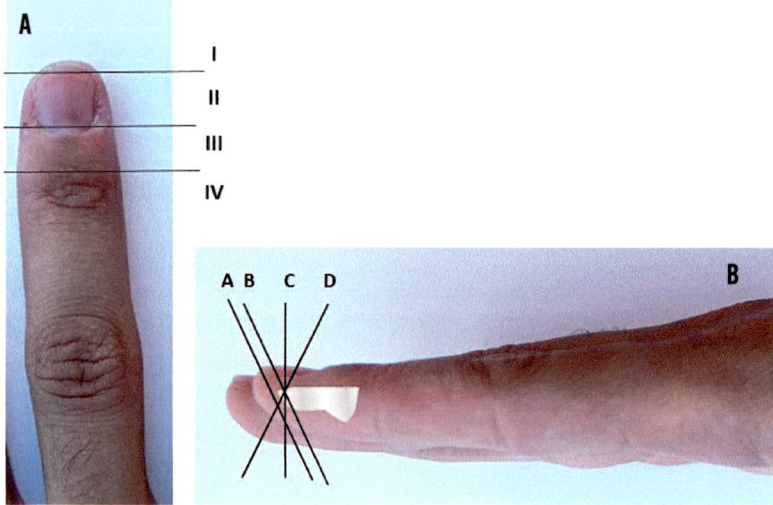

Figura 1.

A) Clasificación de Allen. **Zona I**: amputación distal sin exposición ósea. Cierre por segunda intención o colgajo local; **Zona II**: amputación con exposición ósea, matriz intacta. Colgajos de Atasoy o Kutler, según orientación; **Zona III**: afectación de la matriz ósea. Valorar reimplante; **Zona IV**: amputación falángica próxima a IFD. Valorar reimplante.

B) Clasificación Fassler. **A**: corte sin exposición ósea, generalmente cura por segunda intención o colgajo. **B**: corte volar con exposición ósea, colgajos de Kutler. **C**: corte transversal con exposición ósea, colgajos de Kutler o Atasoy. **D**: corte dorsal con exposición ósea, colgajo Atasoy.

Aunque la mayoría de los textos clásicos describen los colgajos Atasoy y Kutler como colgajos de tipo *random,* pueden ser realizados de manera axial, identificando las fibras nerviosas y ramas vasculares que se dirigen a la isla cutánea, preservándolos y garantizando así la supervivencia del colgajo y la sensibilidad del mismo desde el posoperatorio inmediato (Fig. 2).

Cuando la sección digital tiene lugar más proximalmente, el tratamiento viene condicionado por la funcionalidad esperable. En algunos casos la remodelación del muñón puede ser un tratamiento óptimo, incluso ampliar el nivel de amputación.

En los casos en los que se ha producido una devascularización digital, por la sección de los pedículos, la reparación microquirúrgica es el tratamiento de

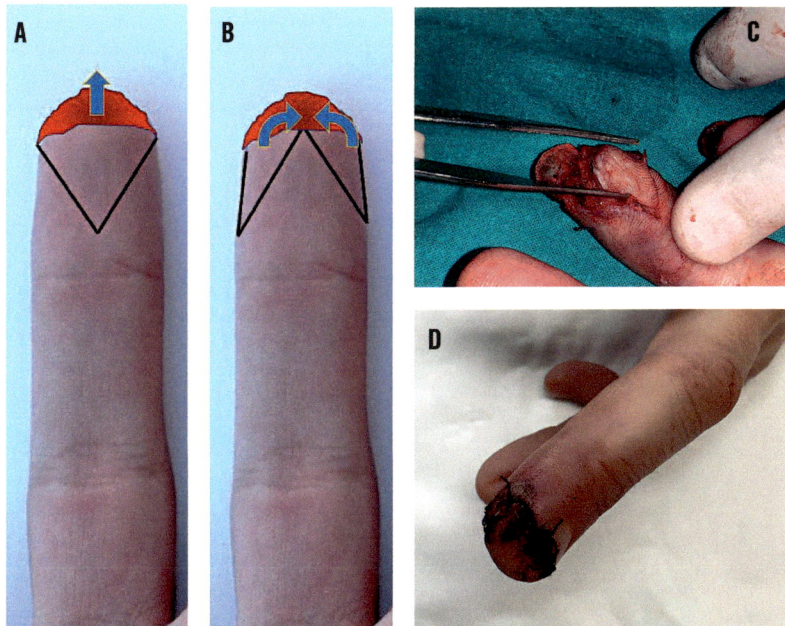

Figura 2. Colgajos locales para cobertura de defectos digitales distales. **A**: Colgajo Atasoy de avance V-Y. **B**: Colgajo Kutler bilateral. **C**: imagen intraoperatoria de colgajo Atasoy, donse se aprecian las fibras vasculonerviosas preservadas. **D**: resultado tras la cobertura mediante colgajo local.

elección. En los casos de afectación nerviosa exclusivamente, la reparación quirúrgica del nervio colateral afectado está indicada, ya esté afectado sólo uno o los dos. Debido a la localización anatómica del nervio respecto al vaso, la afectación de este último suele indicar una afectación añadida del primero.

En caso de que se produzca solución de continuidad de todos los tejidos digitales, se considera como amputación total, mientras que en el caso de preservación de unión del extremo seccionado inferior al 25 %, será considerada como subtotal.

Si se produce una amputación digital (Fig. 3), y el segmento seccionado es recuperable es valorable la reimplantación.

Esta viene condicionada por varios factores. Por un lado, la calidad de los vasos del dedo seccionado, en la medida que esto permita la anastomosis microquirúrgica, lo cual guarda estrecha relación con el mecanismo causal, estando mejor preservados en una incisión "limpia", respecto a mecanismos de aplastamiento, laceración o *degloving*. Aunque no debería ser un factor condicionante, la importancia del dedo afectado, priorizando pulgar o índice de la mano dominante, la profesión del paciente, así como la edad del mismo son aspectos a tener en cuenta a la hora de decidir el reimplante en casos de dudosa viabilidad.

El nivel de sección también condiciona el propio reimplante desde el punto de vista quirúrgico. A nivel muy distal, el calibre vascular es extremadamente pequeño, dándose situaciones en las que, aunque el vaso arterial puede ser identificado y reparado, no sucede lo mismo con el vaso venoso, por lo que en caso de optar por el reimplante se requiere la cruentación reiterada del dedo para permitir el drenaje venoso, hasta que la neoangiogénesis es efectiva pasados unos días.

En las amputaciones menos distales, al menos una anastomosis arterio-arterial y veno-venosa suele ser plausible, siendo ésta suficiente. En los casos de congestión venosa, la cruentación del lecho o la realización de una incisión "en boca de pez", suele ser suficiente. Cuando por el propio traumatismo no se pue-

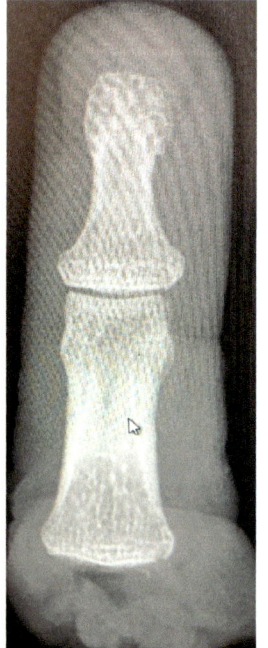

den oponer los dos extremos vasculares a reparar, o no se puede lograr sin tensión, un injerto venoso, con flujo *flow-trough* interpuesto con su propia isla cutánea puede otorgar la longitud faltante. Este puede ser obtenido de los propios vasos venosos superficiales en el área de la muñeca.

En cualquier caso, siempre que se decida el reimplante, se ha de comenzar por la fijación ósea, habitualmente con doble aguja de Kirschner, para una vez estabilizado proceder entonces con la revascularización y, en último lugar, con la reinervación.

Figura 3. Radiografía de extremo digital tras amputación total por sección transarticular interfalángica proximal (IFP) de 3er dedo de la mano derecha. El estudio radiográfico debe ser realizado como paso previo a la valoración y planificación del reimplante. Se deben descartar fracturas asociadas. La fijación ósea es paso previo a la anastomosis vascular.

El tiempo de isquemia, es decir, el tiempo transcurrido desde la sección vascular hasta la reperfusión arterial, es relativamente prolongado, habiéndose descrito casos de reimplante transcurridas hasta 24 horas, aunque obviamente dicho periodo debe minimizarse todo lo posible. Esto es debido a la ausencia de teji-do muscular a nivel digital, lo cual reduce el requerimiento de oxigenación. En amputaciones que involucren tejido muscular, como las que tienen lugar a nivel de la muñeca, 4-6 horas es el tiempo máximo en el que se recomienda el reim-plante, debido al elevado riesgo de necrosis muscular a partir de ese periodo, y el riesgo añadido de toxicidad asociado a dicho proceso.

Bibliografía

Allen, M. J. (1980). Conservative management of finger tip injuries in adults. *Hand.* 12(03), 257-355

Atasoy, E.; Ioakimidis, E.; Kasdan, M. L., *et al.* (1970) Reconstruction of the amputated fingertip with a triangular volar flap: A new surgical procedure. *Journal of Bone and Joint Surgery.* 52, 921-926.

Fassler, P. R. (1996). Fingertip Injuries: Evaluation and Treatment. *Journal of American Academy Orthopaedic Surgeons.* 4(1), 84-92.

Kutler, W. (1947). A new method for fingertip amputation. *JAMA.* 133, 29-30.

Strauch, B.; Vasconez, L. O.; Hall-Findlay E. J.; Lee B. T. (2009). *Grabb's Encyclopedia of Flaps.* Lippincott Williams & Wilkins.

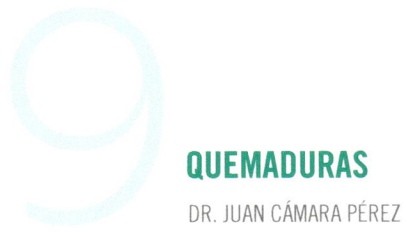

QUEMADURAS

DR. JUAN CÁMARA PÉREZ

Las quemaduras constituyen un tema muy amplio, sujeto a muchas clasificaciones según diferentes variables, por lo que se ha pretendido desarrollar el tema lo más esquemáticamente posible.

En España se estima que hay al menos 300 pacientes con quemaduras por cada 100 mil habitantes al año que son atendidos por este motivo, de los que 14/100 mil son hospitalizados.

Etiología

Habitualmente son ocasionadas por accidentes domésticos o laborales según el medio, aunque en el caso de España los accidentes domésticos son la primera causa en todas las franjas de edad. Las quemaduras por llama y escaldadura son las más frecuentes en nuestro país.

Las quemaduras se pueden dividir:

Según el agente causante

1. **Solares**. Son quemaduras por exposición a los rayos del Sol. Muy habituales en época estival, generalmente son de poca profundidad.

2. **Escaldadura**. Son las quemaduras producidas por contacto con líquido caliente. En el ámbito doméstico son muy frecuentes por aceite hirviendo debido a accidentes en la cocina.

3. **Sólido caliente**. Se suele producir en personas mayores o con alteraciones sensitivas, por contacto con estufas/braseros calientes.

4. **Llama**. Por contacto directo con el fuego. En algunos casos puede éste producirse a partir de una sustancia inflamable, bien con explosión o por deflagración en el caso de que ésta esté ausente.

5. **Químicas**. Existen múltiples productos que pueden ocasionar quemaduras de este tipo, habitualmente en el ámbito de la limpieza o laboral. Las quemaduras por productos ácidos ocasionan la quemadura por coagulación, mientras que los básicos la ocasionan por licuación, siendo más dañinos estos últimos, ya que este mecanismo permite que profundice la lesión.

6. **Eléctricas**. Presentan su propia idiosincrasia. Pueden ser de alto voltaje (>10.000V), de mayor gravedad soliendo propulsar al sujeto, o de bajo voltaje (<10.000V), que, aunque suelen ser de menor gravedad, suelen ocasionar "quedarse pegado" al actuar el cuerpo como toma de tierra y prolongar la exposición.

Según la Profundidad (Fig. 1)

1er Grado. Sólo está afectado el plano epidérmico. Se manifiesta como eritema debido a la hiperemia cutánea. Son dolorosas y suelen remitir en menos de una semana sin secuelas, debido a la preservación de las células basales epidérmicas

2º Grado superficial. Afectan a la dermis papilar, caracterizándose por la presencia de ampollas. El lecho dérmico presenta buen relleno, hiperémico, de color rojizo y con preservación de las estructuras pilosas. Suelen curar bien en 2-3 semanas debido a la presencia en las glándulas sudoríparas y los folículos pilosos de células que permiten la regeneración epidérmica, aunque pueden persistir algunos cambios cromáticos.

2º Grado intermedio. Lesiones que presentan características de los grados superficial y profundo y que pueden evolucionar a uno u otro según las condiciones locales y sistémicas en el periodo posterior a la producción de la lesión.

2º Grado profundo. Son quemaduras que afectan a la dermis reticular, con afectación de las estructuras pilosas. El lecho no presenta relleno capilar, con coloración blanquecina y la presencia de algunos vasos trombosados. No presentan capacidad de regeneración, además el riesgo de infección es muy alto.

3er Grado. Lesiones que traspasan el plano cutáneo afectando a la hipodermis e incluso estructuras más profundas. Se caracteriza por escaras muy rígidas de color papiráceo o negruzco. Son las lesiones más mutilantes y las que más riesgo vital conllevan aun en poca extensión.

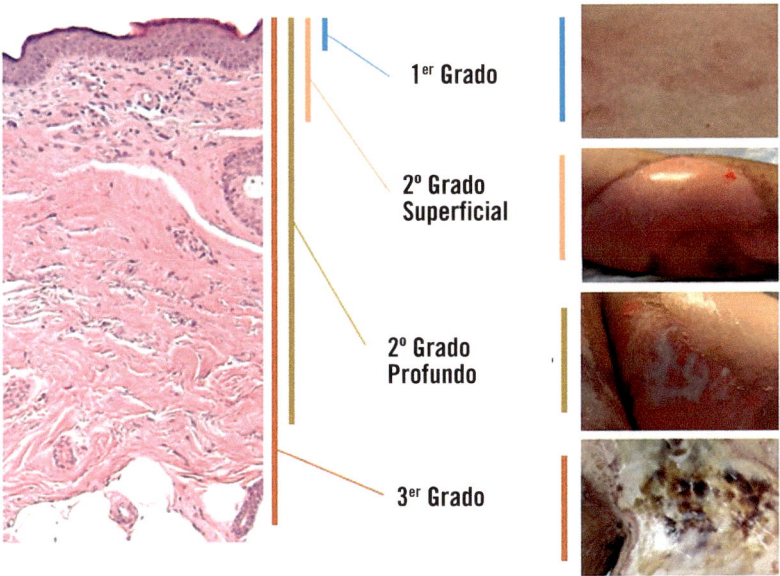

1er Grado

2º Grado Superficial

2º Grado Profundo

3er Grado

Figura 1. Imagen histológica de corte sagital de piel delgada. Hematoxilina-eosina. 10 X. Se indican los diferentes grados de quemaduras en relación al nivel histológico afectado y su correspondencia macroscópica a la derecha.

Extensión

Es un aspecto fundamental para el pronóstico y el tratamiento de las quemaduras. Se calcula según el porcentaje quemado respecto a la superficie corporal total (SCT).

Existen diferentes fórmulas, aunque de forma práctica se puede considerar cada palma de la mano del paciente como un equivalente al 1 % de la SCT o utilizar referencias como la regla de los 9 de Wallace (Fig. 2).

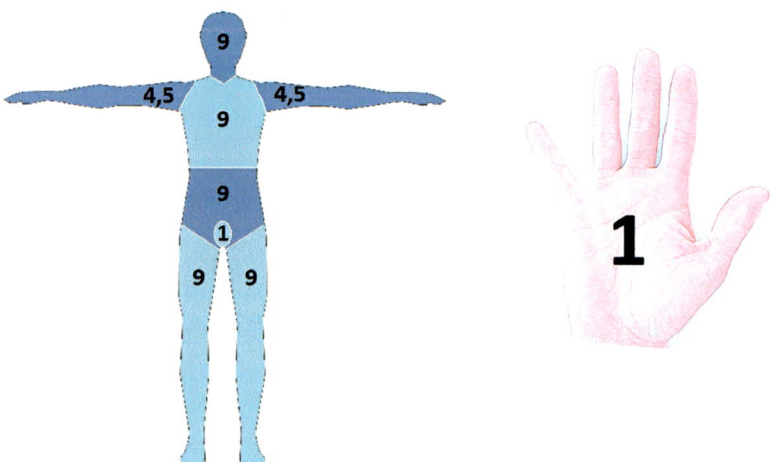

Figura 2. Diferentes métodos para calcular el % de SCT quemada. Para grandes extensiones se puede tomar como referencia los 9 de Wallace **(A)**, mientras que para lesiones poco extensas se puede estimar asumiendo que la palma del paciente equivale al 1 % **(B)**.

Manejo en un centro de primer nivel

Pueden ser tratadas directamente quemaduras leves, con poca extensión y profundidad, que no afecten a áreas sensibles, y que, por tanto, no requieran traslado a centro especializado. Tras lavado profuso con suero fisiológico y clorhexidina, retirada de la piel de las ampollas, cobertura con apósito estéril (Tulgrasum) y Linitul®. Posteriormente las curas pueden ser realizadas en su centro de salud cada 48h hasta que comience el proceso de epitelización, en el que vaselina o crema hidratante será suficiente para su tratamiento. Para evitar cambios cromáticos o alteraciones a largo plazo, es recomendable evitar la exposición solar, o utilizar protector solar, durante los meses siguientes, idealmente hasta el año.

Las quemaduras de 1er grado pueden ser tratadas directamente con vaselina o crema hidrante desde el momento inicial.

En las quemaduras que requieran traslado a centro de tercer nivel (Tabla 1), se debe evitar la aplicación de cualquier producto que dificulte la evaluación posterior de la lesión por el especialista, así como aquellos que puedan dificultar el desbridamiento químico. Por tanto, las lesiones deben ser lavadas, y cubiertas con Linitul o apósitos húmedos con Prontosan®. Se debe evitar la hipotermia, utilizando mantas térmicas si es preciso. Se canalizará una o dos vías periféricas, sondaje vesical, se instaurará control de diuresis, etc. Las quemaduras extensas requieren dosis de recuerdo de la vacuna antitetánica, en caso de que no hubiera sido administrada en el intervalo correspondiente.

Se debe verificar la ausencia de inhalación de humo que pueda indicar la afectación de la vía respiratoria y que requerirá manejo muy estrecho. En estos casos, así como los de afectación oral, el desarrollo progresivo de edema puede suponer una limitación al flujo aéreo respiratorio, por lo que en caso de sospecha del mismo el paciente debe ser intubado.

Tabla 1. Criterios de manejo y derivación. Adaptado de la *American Burn Association*. SCT: superficie corporal total quemada.

Manejo ambulatorio en centro periférico	Hospitalización en Unidad Cirugía Plástica	Unidad de Grandes Quemados
<10% SCT en adulto	10-20% SCT en adulto	>20% SCT en adulto
<5% SCT en niño o anciano	5-10% SCT en niño o anciano	>10% SCT en niño o anciano
<2% SCT profundas	2-5% SCT profundas	>5% SCT profundas
	Quemaduras circunferenciales	Quemaduras de alto voltaje
	Quemaduras eléctricas	Quemaduras con inhalación
		Afectación de estructuras sensibles como ojos, manos o genitales

Tratamiento médico sistémico

El tratamiento médico agudo se basa en dos pilares fundamentales, la hidratación profusa y el mantenimiento de la temperatura corporal.

El segundo aspecto puede lograrse mediante mantas térmicas y evitar la utilización de soluciones frías para la cobertura de las lesiones (una vez pasada la exposición inicial). La hidratación debe ser garantizada por vía intravenosa, mediante suero Ringer lactato, cuya composición se considera óptima para este tipo de pacientes. Existen diferentes fórmulas para calcular el volumen de sueroterapia requerido, siendo la más frecuentemente utilizada la fórmula de Parkland:

$$4 \, ml \times kg \, de \, peso \times \% \, Superficie \, corporal \, total \, quemada$$

Del volumen calculado, la mitad debe ser administrada en las primeras 8 horas, y la otra mitad en las 16 horas restantes. La correcta hidratación debe ser monitorizada mediante control de diuresis cada hora. Se considera óptimo en un rango de 0,5-1ml/h.

También debe administrarse tratamiento anticoagulante, generalmente mediante heparina de bajo peso molecular, para minimizar el riesgo protrombótico aumentado en esta patología. Así mismo, existe alto riesgo de úlceras gástricas por estrés, denominadas de Curling, por lo que el tratamiento con inhibidores de la bomba de protones está indicado.

Tratamiento local de las quemaduras

— Las quemaduras de primer grado, como ha sido comentado anteriormente, pueden ser tratadas directamente con vaselina o crema hidrante.

— Las quemaduras de segundo grado superficial requieren de la retirada de la piel desprendida, lavado profuso y cobertura con Linitul y Furacin o Prontosan. La cobertura con hidrocoloide, como Varihesive®, también puede ser útil en algunos casos.

— Las quemaduras profundas, a excepción de las muy limitadas en extensión, o que estén en zonas sensibles, son de tratamiento quirúrgico por necesidad. Hasta la intervención quirúrgica pueden ser curadas con sulfadiazina argéntica o Iruxol en algunos casos seleccionados. La sulfadiazina argéntica tiene un amplio espectro de acción antibacteriana, incluyendo pseudomona, que la hacen muy útil en estos casos. Como contraposición, pueden generar pseudoescaras, que pueden obstaculizar el correcto diagnóstico de la evolución de la lesión.

Tratamiento quirúrgico

El tratamiento quirúrgico consiste en el desbridamiento o escarectomía de las lesiones y la cobertura mediante injerto de piel parcial (IPP). La escarectomía puede ser llevada a cabo por métodos mecánicos o químicos.

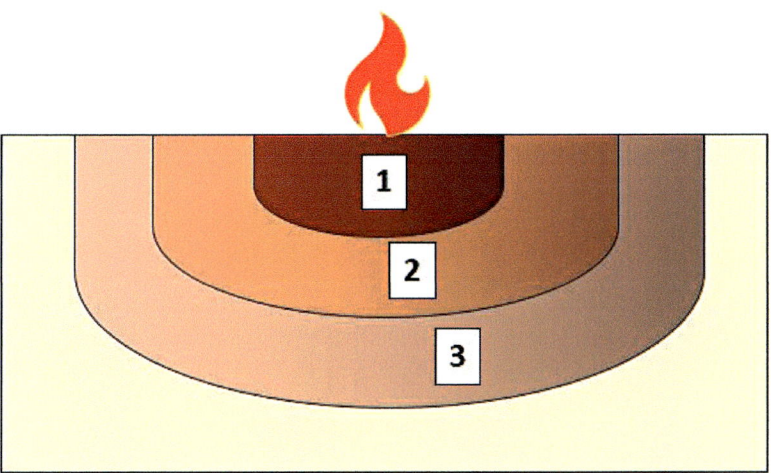

Figura 3. Zonas de Jackson de las lesiones por quemadura. La zona 1 corresponde a la zona irrecuperable, con vasos trombosados; la zona 3 corresponde con el área hiperémica, que se recuperará sin mayor complicación; la zona 2 es la región de transición, recuperable, que puede evolucionar hacia el tipo 1 o 3 según las condiciones fisiológicas y el tratamiento que se instaure en las horas o días postlesión.

Escarectomía tangencial

Consiste en la resección del tejido necrosado (Fig.3) mediante la utilización de instrumental quirúrgico específico, denominado dermatomo, el cual puede ser de diferentes tipos, distinguiéndose el dermatomo manual Humby, el dermatomo pneumático y el dermatomo eléctrico. Aunque todos ellos son utilizados para la obtención de injertos cutáneos parciales, para la escarectomía el manual es el que permite un mejor control y especificidad en la eliminación del tejido patológico.

Aun así, debido a que las lesiones no son uniformes, han surgido otros instrumentales que permiten mayor selectividad para la eliminación del tejido no viable, mediante la utilización de ultrasonidos o agua a presión.

Se debe considerar que las lesiones son irregulares, por lo que la resección del tejido patológico siempre conllevará la resección de tejido sano en mayor o menor medida (Fig. 4).

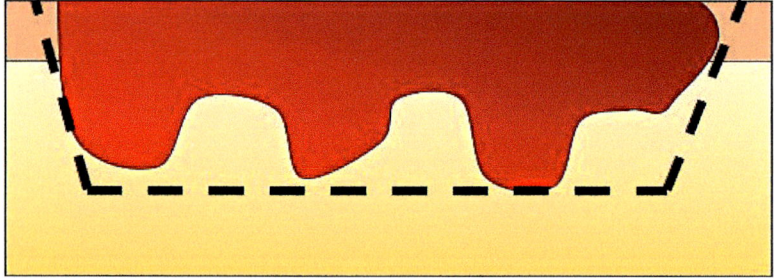

Figura 4. Figura esquemática que muestra como la escarectomía tangencial conlleva inevitablemente la afectación de tejido sano, lo cual no sucede con productos selectivos como los basados en bromelaína.

Escarectomía química

El producto más frecuentemente utilizado es Nexobrid®, derivado de la bromelaína. No puede ser utilizado en quemaduras químicas ni en pacientes alérgicos a la piña. Puede ser aplicado en el plazo de hasta una semana desde la lesión, aunque idealmente debe ser utilizado lo más pronto posible. Requiere que las lesiones no hayan sido tratadas con ningún producto, como Flammazine®, y que las lesiones se encuentren húmedas.

La ventaja del desbridamiento químico es doble, por un lado, diagnóstico, ya que permite delimitar la lesión desde estadios iniciales, y por otro, terapéutico, ya que permite la eliminación del tejido patológico, respetando el sano. Esto es de especial utilidad en zonas funcionales y sensibles como las manos, donde el desbridamiento tangencial es dificultoso y conlleva la resección de tejido sano con el enfermo. También presenta la ventaja que, al eliminar la escara, permite evitar la escarotomía en los casos que fuera necesaria.

Los principales inconvenientes son su elevado coste económico, que limita la extensión de su aplicación, así como las limitaciones a su uso descritas anteriormente.

Aunque la escarectomía debe realizarse lo antes posible, y es ineludible en el caso de las lesiones profundas, el tratamiento mandatoriamente urgente de estas quemaduras es la escarotomía en caso de ser necesario. La escara de las quemaduras puede conducir al desarrollo de un síndrome compartimental, especialmente las que se desarrollan circularmente en torno a un miembro, por lo que en estos casos, o en aquellos que se puedan comprometer estructuras sensibles, como en el cuello, se deben realizar incisiones longitudinales en la escara para evitar el compromiso constringente de manera preventiva, o terapéutica si ya se hubiera desarrollado el cuadro clínico.

Quemaduras eléctricas

Las quemaduras eléctricas presentan su propia idiosincrasia debido a que no se trata de una quemadura centrípeta, sino que la corriente directamente penetra estructuras internas, dañándolas en mayor o menor medida según la gravedad de la lesión (Fig. 5).

Hay que distinguir entre quemaduras de alto voltaje (>1000V), más graves, pero que habitualmente lanzan al paciente lejos de la fuente, y las de bajo voltaje (<1000V), menos graves, pero con mayor tiempo de exposición ya que habitualmente mantienen al paciente adherido a la fuente de corriente al actuar como paso de la misma. También pueden producirse por arco eléctrico, en el que el paciente no actúa directamente como paso de corriente. En caso de las lesiones por flash eléctrico, éstas se comportan como quemaduras por llama.

Las quemaduras eléctricas requieren ingreso hospitalario de al menos 24 horas para monitorización. Al menos, tanto al ingreso como transcurrido ese tiempo, se solicitará electrocardiograma, radiografía de tórax y analítica que incluya CPK para valorar la necrosis muscular y perfil hepático. La CPK puede elevarse en los momentos iniciales, por lo que debe seguirse su descenso progresivo, y en caso de mantenerse elevados podría requerir incluso diálisis por el daño renal que la lesión muscular ocasiona, especialmente valores superiores a 5000 U/L. La presencia de orina colúrica es un signo clínico representativo del daño muscular y gravedad del mismo.

Una característica de las quemaduras eléctricas es que pueden producir síndrome compartimental en los miembros afectados, por afectación de los tejidos blandos internos por el paso de la corriente, sin que la magnitud de la quemadura externa lo justifique. En estos casos, como casi siempre, prima la clínica.

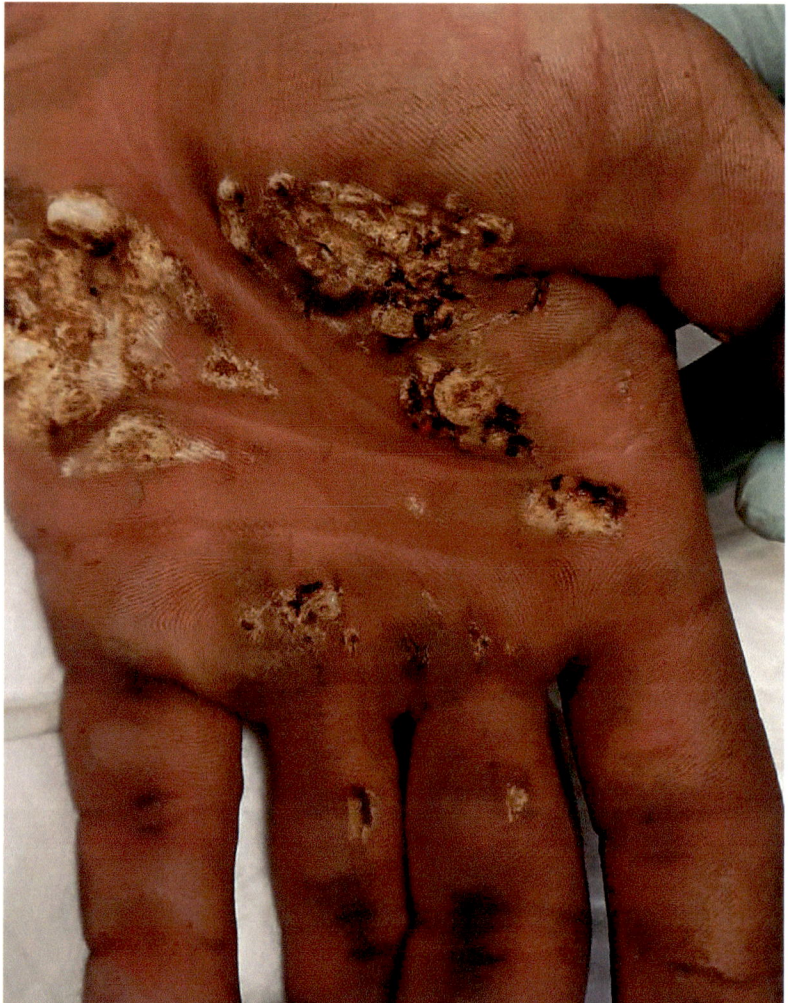

Figura 5. Imagen clínica de paciente con quemadura eléctrica de alto voltaje, apreciándose las lesiones de "entrada" en la zona de contacto con los cables de alta tensión en la mano izquierda.

Bibliografía

American Burn Association. (n.d.). *Burn center referral criteria.* Recuperado el 20 de mayo de 2023. Disponible en: <http://ameriburn.org/wp-content/uploads/2017/05/burncenterreferralcriteria.pdf>.

Brychta, P. (2012). European practice guidelines for burn care: minimum level of burn care provision in Europe. In: Jeschke, M. G.; Kamolz, L. P.; Sjöberg, F.; Wolf, S. E. (Eds.), *Handbook of burns.* Springer. 97-102.

Dirección General de Salud Pública. (2022, 8 de julio). Resolución de 8 de julio de 2022, de la Dirección General de Salud Pública, por la que se valida la Guía para la indicación, uso y autorización de dispensación de medicamentos sujetos a prescripción médica por parte de las/os enfermeras/os: Quemaduras. *Boletín Oficial del Estado.* Número 171, de 18 de julio de 2022.

Herndon, D. N. (Ed.) (2018). *Total Burn Care.* (5th ed.). Elsevier.

Hirche, C.; Kreken Almeland, S.; Dheansa, B.; Fuchs, P.; Governa, M.; Hoeksema, H., *et al.* (2020). Eschar removal by bromelain based enzymatic debridement (Nexobrid®) in burns: European consensus guidelines update. *Burns.* 46(4), 782-796.

ISBI Practice Guidelines Committee; Steering Subcommittee; Advisory Subcommittee. (2016). ISBI Practice Guidelines for Burn Care. *Burns.* 42(5), 953-1021.

Jeschke, M.; Kamolz, L. P.; Shahrokhi, S. (2013). *Burn Care and Treatment.* Springer.

Pham, T. N.; Cancio, L. C.; Gibran, N. S. (2008). American Burn Association practice guidelines burn shock resuscitation. *J Burn Care Res.* 29(1), 257-266.

Sheridan, R. L. (2012). *Burns: A Practical Approach to Immediate Treatment and Long Term Care.* (1st ed.). CRC Press.

Wallace, A. B. (1951). The exposure treatment of burns. *Lancet,* 1, 501-504.

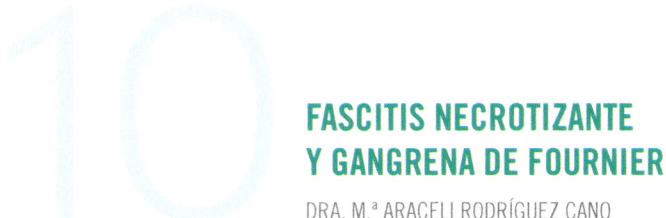

FASCITIS NECROTIZANTE Y GANGRENA DE FOURNIER

DRA. M.ª ARACELI RODRÍGUEZ CANO

Introducción

La fascitis necrotizante es una infección bacteriana aguda grave de la piel que afecta al tejido celular subcutáneo y se extiende a lo largo de la fascia y tejidos profundos.

Aunque existen numerosas referencias de esta patología en la historia de la Medicina, la primera descripción detallada de la evolución de la enfermedad la realiza por primera vez el cirujano militar J. Jones durante la guerra civil estadounidense en 1871, afectando a un total de 2.642 soldados denominándola gangrena de hospital, donde constató una mortalidad cercana al 50 %.

Meleney descubrió en 1924 la etiología de la enfermedad tras conseguir aislar el estreptococo hemolítico en muestras procedentes de sus pacientes. En 1952, Wilson puso nombre propio a esta patología y describió de manera detallada el curso clínico de la fascitis necrotizante, en donde establece como criterio diagnóstico la presencia de necrosis fascial como condición definitoria de la enfermedad.

La fascitis necrotizante se caracteriza por tener una progresión rápida y un curso clínico grave, que suele asociarse con sepsis secundaria o a la rápida destrucción y necrosis tisular y provoca una importante toxicidad sistémica y fracaso multiorgánico.

Pese al mejor conocimiento de su etiopatogenia y a la disponibilidad de herramientas terapéuticas más eficientes, la mortalidad de la fascitis necrotizante apenas se ha modificado en los últimos años, siendo una patología con un pronóstico grave, con una mortalidad actual superior al 30 %.

Su incidencia se ha incrementado en algunos países de Europa Occidental durante los últimos años, con una tasa anual de 1 por cada 100.000 habitantes en nuestro medio, probablemente debido al envejecimiento poblacional y a la presencia de mayor número de sujetos inmunodeprimidos. En nuestro país desconocemos datos de su incidencia, aunque según los datos recogidos por el Instituto Nacional de Estadística durante el año 2009 se produjeron en España 54 fallecimientos de los que el 57,4 % correspondió a varones, y el 64,8 %, a mayores de 70 años.

10.1. Etiología

La fascitis necrotizante se divide en dos subtipos:

— Fascitis tipo I o polimicrobiana: suele estar causada por anaerobios del género *Peptostreptococcus* o *Bacteroides* en combinación con estreptococos diferentes al grupo A y/o Enterobacterias (*Klebsiella spp., Proteus spp., Escherichia coli, Enterobacter*). La inmunosupresión, las enfermedades crónicas y sobre todo las enfermedades hepáticas agravan el curso de la infección.

— Fascitis necrotizante tipo II o estreptocócica: causada por estreptococos β-hemolíticos del grupo A (sobre todo *Streptococcus pyogenes*), a menudo acompañados de estafilococos, en particular *Staphylococcus aureus*.

10.2. Factores de riesgo

Entre los factores de riesgo principales destaca la diabetes (está presente en un 20-40 % de los enfermos), neoplasias, cirrosis hepática, alcoholismo crónico, trastornos circulatorios periféricos e inmunodepresión.

10.3. Vía de transmisión

La puerta de entrada de estos microorganismos puede producirse a través de lesiones cutáneas y picaduras de insectos, heridas penetrantes, mordeduras de animales, quemaduras, infecciones periodontales y zonas de inyecciones de medicamentos o drogas.

10.4. Diagnóstico

El diagnóstico es esencialmente clínico y en los casos de alta sospecha no debe retrasarse la exploración quirúrgica, ya que su pronóstico depende en gran medida de un diagnóstico precoz y de un tratamiento agresivo inmediato.

La manifestación clínica fundamental en la primera fase de la enfermedad es un dolor de gran intensidad en el área de la región afecta, que precede al desarrollo del resto de manifestaciones clínicas. En algunos casos seleccionados pueden producirse lesiones en los nervios periféricos y aparecer hipoestesia.

Posteriormente, en la piel se produce un eritema inflamatorio de poca intensidad y edema. En casos avanzados, aparecen ampollas con contenido hemorrágico y/o purulento y focos de necrosis cutánea junto con crepitación a la palpación.

Conforme la enfermedad va progresando se producen manifestaciones clínicas relacionadas con el síndrome de respuesta inflamatoria sistémica (SRIS), a menudo con trastornos de la conciencia e hipotensión que conllevan al shock séptico.

10.5. Exploraciones complementarias

Pruebas de imagen

Cuando la sospecha clínica es alta, el desbridamiento quirúrgico no debería posponerse por la realización de una técnica de imagen, cuya tasa de falsos negativos es elevada. La tomografía computarizada (TC) es el estudio de imagen de elección, dada su mayor disponibilidad y rápida realización en comparación con la resonancia magnética (RM). Permite identificar engrosamiento y edema de la fascia profunda y presencia de gas en los planos fasciales. La administración de contraste intravenoso no proporciona más información y sí condiciona una mayor duración de la prueba.

La RM posee una sensibilidad del 90-100 % y una especificidad del 50-80 % para el diagnóstico de las infecciones necrotizantes de los tejidos blandos, aunque no es una prueba que pueda utilizarse de manera urgente en la mayoría de servicios hospitalarios y además precisa de mayor tiempo para su realización.

Cultivo microbiológico

La confirmación diagnóstica definitiva se obtiene mediante el cultivo y el análisis histológico de los tejidos blandos afectados. El diagnóstico microbiológico local debe realizarse a partir de los tejidos obtenidos en el proceso quirúrgico, idealmente de la zona periférica a la necrosis, donde existe tejido viable. El cultivo del exudado vesicular o de la superficie cutánea es poco rentable.

Los hemocultivos son positivos en aproximadamente el 60 % de pacientes, aunque no constituye una herramienta de diagnóstico urgente al no estar disponibles sus resultados a corto plazo.

Criterios diagnósticos

El diagnóstico se establece por el cuadro clínico y los resultados de las pruebas microbiológicas. Debe sospecharse una fascitis necrotizante ante un cuadro clínico compatible en pacientes con presencia de factores de riesgo y empeoramiento rápido del estado general, datos clínicos de SIRS o sepsis y falta de mejoría después del tratamiento conservador en 24-48 h.

En pacientes con sospecha clínica de fascitis necrotizante puede usarse la escala LRINEC modificada de valoración del riesgo de fascitis necrotizante. Es una escala que tiene en cuenta diversos parámetros clínicos y de laboratorio ante cuadros clínicos compatibles con fascitis necrotizante y ayuda a establecer la probabilidad diagnóstica de la fascitis necrotizante de forma precoz, aunque no ha sido validado aún en estudios prospectivos (tabla 1). Un índice LRINEC $\geq$6 permitiría establecer la sospecha de fascitis necrotizante, mientras que un resultado $\geq$8 sería altamente predictivo de la enfermedad.

Tabla 1. Escala riesgo de fascitis necrotizante modificada de (LRINEC)

Parámetro	Valor	Puntuación
Parámetros de laboratorio		
Proteína C-reactiva	>150 mg/dl	4
Leucocitosis	$<15 \times 10^6$/ml $15\text{-}25 \times 10^6$/ml $>25 \times 10^6$/ml	0 1 2
Eritrocitos	$<4 \times 10^6$/ml	1

Parámetro	Valor	Puntuación
Parámetros de laboratorio		
Hemoglobina	>13,5 g/dl 11-13,5 g/dl <11 g/dl	0 1 2
Creatinina	>141 mmol/l	2
Sodio	<135 mmol/l	2
Glucosa	>10 mmol/l	1
Fibrinógeno	>750 mg/dl	2
Parámetros clínicos		
Dolor	Intensidad leve/ausencia Intensidad moderada Elevada intensidad	0 1 2
Fiebre	37,5 °C 37,6-37,9 °C >38 °C	0 1 2
Taquicardia	>100/min	1
Manifestaciones de lesión renal aguda	No hay Presentes	0 1

10.6. Tratamiento

El tratamiento se basa en soporte hemodinámico, tratamiento quirúrgico extenso y antibioterapia empírica precoz.

Siempre que se sospeche una fascitis necrotizante debe aplicarse antibioterapia empírica precoz de amplio espectro que incluya patógenos típicos como *S. aureus* (SARM), bacterias gramnegativas y anaerobios.

El pilar fundamental del tratamiento, como se ha mencionado anteriormente, se basa en el desbridamiento quirúrgico extenso y la eliminación del tejido necrótico del área afecta. El retraso de la cirugía es el principal factor determinante de mortalidad.

Tras la primera cirugía se recomienda realizar reevaluación quirúrgica al menos tras 24 horas de la inicial, y posteriormente tantas veces como sea preciso hasta conseguir eliminar todo el tejido necrótico y se tenga un buen control de la infección local. Las recomendaciones para los agentes tópicos, apósitos y autoinjertos son similares a las de los grandes quemados (Fig.1). El beneficio del desbridamiento enzimático y de las soluciones cáusticas no ha sido establecido mediante estudios controlados, al igual que sucede con los dispositivos de cierre quirúrgico asistidos mediante vacío (sistema VAC). En algunos casos suele requerirse amputación de extremidades (20 % de los pacientes), sobre todo en casos de paciente con debut de infección de manera fulminante, presencia de afectación a nivel articular o infección persistente a pesar de tratamiento quirúrgico y antibioterapia adecuados.

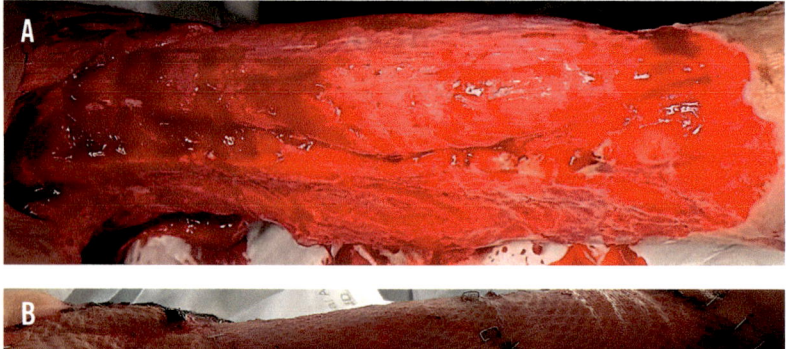
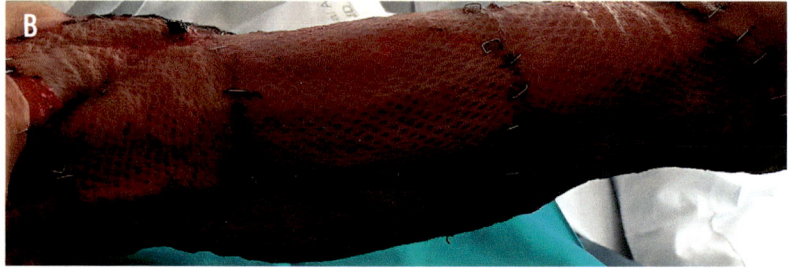

Figura 1. A: Fascitis necrotizante en miembro superior tras desbridamiento quirúrgico. **B**: Imagen posoperatoria tras injertos cutáneos mallados para cobertura de la lesión.

10.7. Gangrena de Fournier

10.7.1. Introducción

La gangrena de Fournier es un tipo de fascitis necrotizante rápidamente progresiva localizada preferencialmente en el área testicular, perineal y perianal. Aunque fue descrita por primera vez por Baurienne en el siglo XVIII su epónimo actual es debido al venereólogo francés Jean-Alfred Fournier, que estudió y describió su curso clínico de manera exhaustiva, reportando la primera serie de casos descrita en la literatura científica.

Se trata de una patología infrecuente, con una incidencia estimada de 1,6/100.000 habitantes, aumentando, sin embargo, hasta 3,3/100.000 habitantes en el rango de edad de 50 a 69 años. Es una enfermedad que, aunque tiene lugar principalmente entre los varones, también puede afectar a mujeres, con un ratio de 10:1.

Los microorganismos más frecuentemente aislados en esta patología son *Streptococcus*, *Staphylococcus* y *Escherichia*, generalmente de forma combinada, poniendo de manifiesto la naturaleza polimicrobiana de esta enfermedad. Al igual que la fascitis necrotizante en otra superficie corporal, la Gangrena de Fournier tiene varios factores de riesgo asociados, entre los mismos se encuentran la diabetes mellitus, hipertensión, obesidad, inmunodepresión, alcoholismo, hipertensión y edad avanzada.

El tratamiento inicial es similar que la fascitis necrotizante en otras regiones, que consiste en terapia antibiótica combinada a un desbridamiento quirúrgico precoz (Fig. 2).

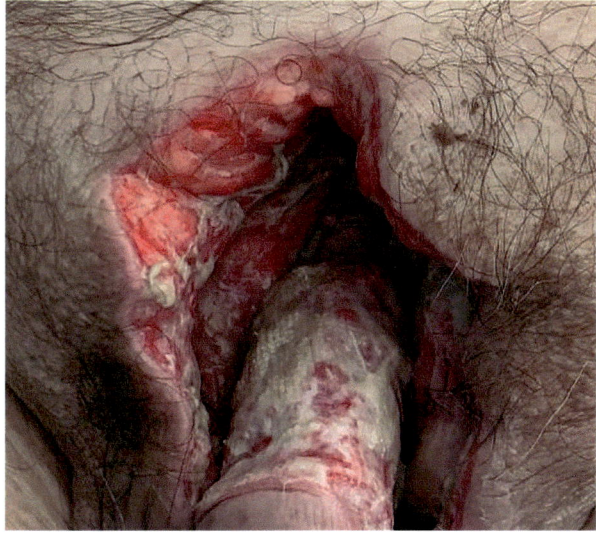

Figura 2. Gangrena de Fournier peripeneana tras desbridamiento inicial.

10.7.2. Técnicas reconstructivas

Una vez que el tejido no viable es resecado y el paciente es estabilizado, se procede al abordaje de cobertura del defecto ocasionado, en un tiempo quirúrgico diferente.

Las técnicas quirúrgicas de cobertura son variadas y depende de varios factores como la lesión inicial del paciente, la comorbilidad del mismo o la experiencia del equipo de cirujanos.

Una de las opciones terapéuticas disponibles en prácticamente cualquier caso, es el cierre por segunda intención, en el que el defecto no es cubierto, sino que mediante curas locales se favorece la granulación del lecho quirúrgico y su cierre progresivo. Sin embargo, debido a que el periodo hasta el cierre total es muy prolongado y requiere un seguimiento excesivamente extenso, no suele ser utilizado salvo en defectos de muy poco tamaño.

Otra opción es el cierre directo del defecto ocasionado, mediante suturas quirúrgicas por planos. Aunque a priori pueda parecer la opción más intuitiva, la concomitancia en estos pacientes de factores que afectan negativamente a la cicatrización, supone un alto índice de dehiscencias y fracaso, lo que solo permite su uso en defectos pequeños o con poca tensión.

Por otro lado, el injerto de piel parcial autólogo es una de las técnicas más frecuentemente utilizadas, debido a su seguridad y versatilidad, así como la extensa disponibilidad de zona donante. El proceso consiste en la obtención de una porción de piel de un grosor aproximado de 0.2-0.4mm, tomado de una zona donante, preferentemente los muslos, que es obtenido con un dermatomo, tras lo cual el injerto es mallado, lo que permite aumentar su extensión y por tanto aumentar la superficie a cubrir. Como aspectos negativos se encuentra posiblemente un resultado algo más inestético y posibles retracciones.

Finalmente, existe la alternativa de realizar la cobertura del defecto mediante un colgajo, ya sea fasciocutáneo o miocutáneo. Este consiste en la transposición de tejido desde una zona colindante al defecto hacia el mismo, preservando un pedículo unido a la zona donante original, a través del cual se garantiza la vascularización y, en algunos casos, la inervación. Representa una opción que, aunque puede resultar fiable, como contrapartida presenta mayor afectación de la zona donante, así como mayor complejidad quirúrgica.

Bibliografía

Chernyadyev, S. A.; Ufimtseva, M. A.; Vishnevskaya, I. F.; Bochkarev, Y. M.; Ushakov, A. A.; Beresneva, T. A., *et al.* (2018). Fournier's gangrene: Literature review and clinical cases. *Urol Int.* 101(1), 91-7.4.

El-Qushayri, A. E.; Khalaf, K. M.; Dahy, A.; Mahmoud, A. R.; Benmelouka, A. Y.; Ghozy, S.; *et al.* (2020). Fournier's gangrene mortality: A 17-year systematic review and meta-analysis. I*nt J Infect Dis.* 92, 218-25.

Fedder, A. M.; Hvas, A. M.; Wang, M.; Petersen, K. K.; Ebdrup, L.; Christensen, P., *et al.* (2022). Necrotizing fascitis. *Ugeskr Laeger.* 184(38).

Gadler, T.; Huey, S.; Hunt, K. (2019). Recognizing Fournier's gangrene in the emergency department. *Adv Emerg Nurs J.* 41(1), 33-8.

Goh, T.; Goh, L. G.; Ang, C. H.; Wong, C. H. (2013). Early diagnosis of necrotizing fasciitis. *Br J Surg.* 101(1), 119-125.

Kim, I. Y. (2011). Gangrene: The Prognostic Factors and Validation of Severity Index in Fournier's Gangrene. In A. Vitin (Ed), *Gangrene Current Concepts and Management Options.* Rijeka: InTech.

Sorensen, M. D.; Krieger, J. N.; Rivara, F. P.; Broghammer, J. A.; Klein, M. B.; Mack, C. D.; Wessells, H. (2009). Fournier's Gangrene: population based epidemiology and outcomes. *J Urol.*181(5), 2120-2126.

Wróblewska, M.; Kuzaka, B.; Borkowski, T.; Kuzaka, P.; Kawecki, D.; Radziszewski, P. (2014). Fournier's gangrene-current concepts. *Polish journal of microbiology.* 63(3).

Young, M. H.; Aronoff, D. M.; Engleberg, N. C. (2005). Necrotizing fasciitis: pathogenesis and treatment. *Expert Rev Anti Infect Ther.* 3(2), 279-294.

COMPLICACIONES POSQUIRÚRGICAS

DRA. M.ª ARACELI RODRÍGUEZ CANO

Introducción

En la cirugía plástica, al igual que en cualquier procedimiento quirúrgico, existen complicaciones que pueden variar según el tipo de cirugía realizada, los factores de riesgo individuales de cada paciente y la experiencia del cirujano.

Si nos centramos en las complicaciones derivadas de la cicatrización de las heridas quirúrgicas observamos que son causas importantes de morbilidad postoperatoria de manera temprana y tardía.

Durante la cicatrización se produce una secuencia ordenada de eventos fisiológicos que incluyen inflamación, epitelización, fibroplasia y maduración. El fallo de la cicatrización de la herida provoca la interrupción del cierre y puede provocar aparición de complicaciones como el seroma, hematoma, dehiscencia de la herida operatoria, infección del sitio quirúrgico y lesión nerviosa.

En este tema se abordará y se revisará el tratamiento de las principales complicaciones de las heridas quirúrgicas.

11.1. Sangrado de herida quirúrgica

La hemorragia postoperatoria suele producirse durante las primeras 24 horas postoperatorias (habitualmente durante las primeras 8-10 horas). Generalmente se caracteriza por emisión y pérdida sanguínea a través de la incisión y se limita exclusivamente al área operatoria. Se puede manifestar como una pérdida sanguínea a través de los drenajes, situación de hipovolemia con clínica de mareo/hipotensión o disminución significativa de cifras de hemoglobina en controles analíticos postintervención.

En algunos casos como los hematomas a tensión (Fig. 1) o pacientes que se encuentran en situación de shock refractario a tratamiento médico obligan a realizar una nueva reintervención para control de hemostasia. Una técnica quirúrgica meticulosa y una buena selección de pacientes contribuyen a disminuir la tasa de hemorragia en casos de alto riesgo.

11.2. Infección de herida quirúrgica

La infección de herida constituye una causa importante de morbilidad postoperatoria. La infección de herida o sitio quirúrgico ocurre cuando las bacterias u otros patógenos ingresan a la incisión o herida quirúrgica, produciendo eritema, inflamación, emisión de material purulento a través de la herida y/o formación de abscesos.

Los factores desencadenantes son los siguientes:

— Exposición a bacterias: durante la cirugía, a pesar de las condiciones estériles, las bacterias de la piel o del entorno circundante pueden ingresar a la incisión y colonizar la herida.

— Mal cuidado de las heridas: el cuidado postoperatorio inadecuado de las heridas, como una limpieza inadecuada o ausencia de cambio en los vendajes puede aumentar el riesgo de infección.

— Condiciones de salud: las personas con ciertas patologías como diabetes o pacientes inmunodeprimidos son más susceptibles a padecer infección de herida.

— Presencia de hematoma/seroma previo: los hematomas y seromas pueden hacer que la incisión se separe y predisponer a una infección de la herida, ya que las bacterias pueden acceder a capas más profundas y multiplicarse sin inhibiciones en el líquido estancado.

Manifestaciones clínicas y diagnóstico

El diagnóstico de infección de una herida es fundamentalmente clínico. Los síntomas incluyen eritema localizado, induración, calor y dolor en el sitio de la incisión. Puede producirse drenaje purulento de la herida y separación de la herida. Algunos pacientes tendrán manifestaciones sistémicas como fiebre y alteraciones analíticas como presencia de leucocitosis y neutrofilia y elevación de reactantes de fase aguda.

Tratamiento

Las heridas infectadas deben abrirse, explorarse, realizar drenaje de abscesos subyacentes y desbridarse en caso de existir presencia de esfacelos necróticos, bien realizándose un desbridamiento quirúrgico o recurriendo a agentes enzimáticos, que son útiles cuando no es posible el desbridamiento manual. Una vez que la infección ha desaparecido y el tejido de granulación es evidente, la herida se puede cerrar de forma secundaria. La necesidad de terapia con antibióticos está determinada por la extensión de la infección, la presencia de manifestaciones sistémicas y las comorbilidades del paciente (p. ej., inmunodepresión, diabetes y esteroides crónicos).

Terapia con antibióticos

Las infecciones de heridas asociadas únicamente con celulitis (es decir, sin fluctuación) se pueden tratar con un ciclo de antibióticos sin drenaje abierto.

Para infecciones más graves, como lo demuestra la extensión al tejido adyacente o aparición de signos sistémicos, se debe iniciar antibioterapia empírica de amplio espectro que cubra fundamentalmente los patógenos habituales de la piel (cocos grampositivos).

11.3. Dehiscencia de herida quirúrgica

La dehiscencia de la herida consiste en la separación de manera parcial o completa de las capas de una incisión de una herida quirúrgica. Es una complicación importante que requiere atención inmediata para prevenir complicaciones adicionales.

Fundamentalmente se produce porque existe un aumento de la tensión en la región quirúrgica (fundamentalmente en la piel) que supera la fuerza del tejido o de la sutura o la seguridad del nudo. Puede ocurrir tanto en el posoperatorio temprano como en el tardío e involucrar una porción de la incisión (es decir, dehiscencia parcial) o toda la incisión (es decir, dehiscencia fascial completa).

Factores de riesgo del paciente: entre los factores de riesgo individuales se incluyen la edad, el sexo masculino, enfermedad pulmonar crónica, ascitis, anemia, cirugía de emergencia, tos posoperatoria, infección de la herida y tipo de cirugía. Otros factores incluyen cirugía oncológica, obesidad, hipoalbuminemia (mala situación de desnutrición), sepsis y tratamiento crónico con glucocorticoides.

11.4. Hematoma

Un hematoma implica la acumulación de sangre fuera de los vasos sanguíneos en el tejido celular subcutáneo o en una cavidad virtual postquirúrgica, formando a menudo una tumoración localizada adyacente a la región intervenida. Pueden producirse por un sangrado intraoperatorio inadvertido, traumatismo o lesión postquirúrgica o por trastornos de la coagulación sanguínea. Se presenta como hinchazón notable en el sitio quirúrgico o cerca de él con equimosis asociada y dolor.

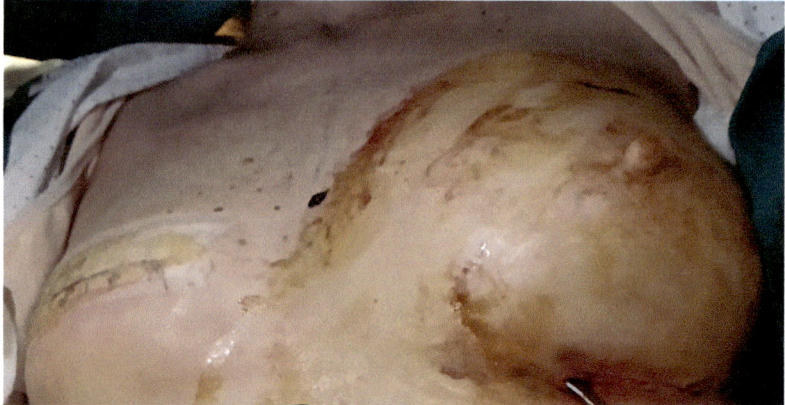

Figura 1. Imagen clínica de hematoma posquirúrgico precoz en mama izquierda, apreciándose aumento del tamaño de la mama respecto a la contralateral, turgencia de la misma y drenaje de aspecto hemático.

Generalmente el diagnóstico se puede realizar mediante inspección y palpación de la herida. Si existen dudas diagnósticas a la exploración se pueden solicitar pruebas complementarias como una ecografía o una tomografía computarizada para confirmar el diagnóstico.

En general no precisan de tratamiento salvo que presenten signos tensivos o de sobreinfección. Los hematomas más grandes o dolorosos pueden requerir drenaje mediante aspiración o drenaje quirúrgico. La aplicación de vendajes de presión o prendas de compresión pueden ayudar a reducir la inflamación y ayudar en la reabsorción de sangre. En el caso de hematomas adyacentes a prótesis mamarias sí está indicado de inicio su evacuación para disminuir el riesgo de contractura capsular.

11.5. Seroma

Consiste en una acumulación de líquido transparente o material seroso debajo de la superficie de la piel en el sitio quirúrgico. Los seromas pueden aparecer en diversos procedimientos de cirugía plástica, como la mamoplastia, la abdominoplastia y la liposucción.

Causas

- Alteración del tejido: durante la cirugía, la alteración de las capas de tejido puede crear un espacio donde se acumula líquido (grandes despegamientos).

- Traumatismo o daño linfático: el traumatismo quirúrgico o el daño a los vasos linfáticos pueden dificultar la absorción inadecuada de la linfa, por lo que provoca su acumulación.

Síntomas

A veces pueden confundirse con hematomas o infección de herida. Usualmente suele presentarse como una tumefacción que genera malestar o dolor sin fiebre ni enrojecimiento de la piel, que suele ser fluctuante. Si se drena aparece un material líquido de aspecto amarillo o rojo muy claro.

Tratamiento

En general, al igual que en el hematoma, no se recomienda su drenaje, salvo que presenten signos tensivos o sospecha de sobreinfección. La aplicación de vendajes de presión o el uso de prendas de compresión pueden ayudar a reducir la acumulación de líquido.

Prevención

Una hemostasia meticulosa durante la cirugía es esencial. Los procedimientos que están asociados con la posibilidad de acumulaciones de sangre y suero en los tejidos subcutáneos pueden beneficiarse de la colocación de un drenaje profiláctico de la herida, especialmente cuando se crean grandes espacios muertos potenciales (mastectomías).

11.6. Neuralgia postquirúrgica

La incisión y transgresión de los tejidos pueden provocar lesiones en los nervios periféricos. Los síntomas más comunes son el dolor de características neuropáticas y pérdida de sensibilidad en la zona intervenida. La lesión nerviosa se suele producir por tres mecanismos: transección de los tejidos por la incisión, atrapamiento en el cierre de la fascia y por la compresión/estiramiento de los tejidos. La lesión nerviosa local que produce molestias incisionales crónicas es bien reconocida, pero no todos los dolores incisionales crónicos se debe únicamente a una lesión nerviosa.

11.7. Extrusión de prótesis mamaria

La extrusión de prótesis mamaria consiste en la migración o protrusión de un implante mamario a través de la piel (Fig. 2). Esta es una complicación rara pero grave en las mamoplastias de aumento.

Factores de riesgo

— Infección

— Hábito tabáquico

- Diabetes Mellitus
- Inmunosupresión
- Tamaño del implante
- Posición del implante: Los implantes colocados por encima del músculo pectoral pueden tener un riesgo mayor en comparación con los colocados de manera retropectoral.
- Traumatismo o lesión.

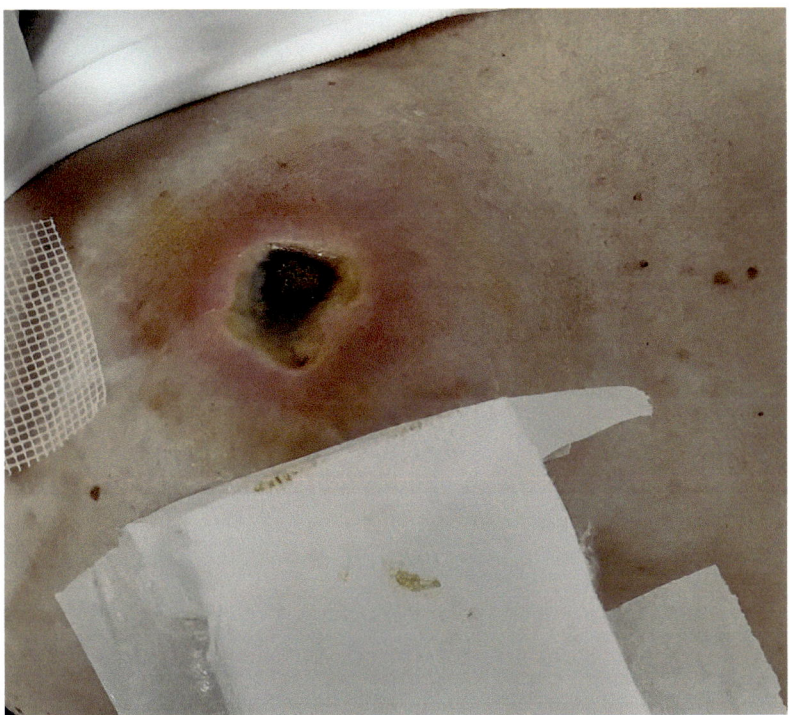

Figura 2. Imagen clínica de extrusión de prótesis, apreciándose orificio tras el cual se observa el implante mamario, de color grisáceo, ligeramente translúcido, con leve eritema perilesional.

Diagnóstico

Es fundamentalmente clínico. Suele apreciarse en la exploración salida del implante a través de la piel, provocando una protuberancia o distorsión visible. Los pacientes suelen presentar sintomatología clínica dolor, enrojecimiento de la zona o signos de infección.

En caso de no poder confirmarse de manera clara en la exploración o sospecharse posible rotura pueden utilizarse pruebas de imágenes complementarias como la ecografía o resonancia magnética para evaluar la extensión del daño y evaluar la posición del implante.

Tratamiento

La extrusión de implantes mamarios es una complicación grave que requiere atención médica inmediata. En la mayoría de las ocasiones es necesario la retirada del implante expuesto, lavado profuso del área, tratamiento con antibióticos y curas hasta completa curación de la sobreinfección de los tejidos.

En función del grado de afectación del tejido adyacente el reimplante de una nueva prótesis puede realizarse de las siguientes formas:

— **Reemplazo en una etapa:** en ausencia de secreción purulenta y presencia de tejido de granulación adecuado, generalmente se intenta un reemplazo de implante de una etapa seguido de terapia con antibióticos para evitar el retraso en la colocación de un nuevo implante. Si se toma la decisión de realizar un reemplazo en una sola etapa, es necesario un seguimiento estrecho para garantizar que se produzca una resolución adecuada de todos los signos de infección.

— **Implantación retrasada o diferida:** los hallazgos que favorecerían la extracción inmediata del implante con la necesidad de una reimplantación retrasada serían una secreción maloliente o purulenta y presencia de esfacelos en la cavidad.

Se consideraría realizar la reimplantación meses después tras la resolución del cuadro. Algunos expertos recomiendan esperar al menos de cuatro a seis meses antes del reimplante, aunque no hay ensayos publicados que respalden de manera adecuada este enfoque.

Además, se aconseja realizar una implantación retrasada con la presencia de algunos de los siguientes factores que se citan a continuación:

- Infección por micobacterias no tuberculosas

- Infecciones por hongos

- No se ha producido una respuesta adecuada a la terapia con antibióticos.

Duración de la terapia con antibióticos

La duración de la terapia depende de la gravedad de la infección y del procedimiento quirúrgico empleado. El ciclo inicial de antibióticos intravenosos puede ir seguido de una transición a la terapia oral a los 7 a 10 días si se ha producido una mejoría clínica. La elección de una terapia antibiótica oral posterior, si está indicada, se basa en los resultados del cultivo microbiológico.

Para las infecciones profundas tratadas con reemplazo, lavado y/o desbridamiento en "una etapa", generalmente se prescribe antibioterapia de dos o cuatro semanas. Si se aíslan *S. aureus* o estafilococos coagulasa negativos, la duración de la terapia con antibióticos debe extenderse de cuatro a seis semanas.

Para las infecciones profundas tratadas con extracción y desbridamiento del implante con plan de reimplantación retrasada, normalmente se realizan pautas de tratamiento con una duración de 10 a 14 días para las infecciones bacterianas y de tres a seis meses para las infecciones por micobacterias.

Bibliografía

Carlson, M. A. (1997). Fallo agudo de la herida. *Surg Clin Norte Am.* 77, 607.

Cruse, P. J.; Foord, R. (1980). La epidemiología de la infección de heridas. Un estudio prospectivo de 10 años de 62.939 heridas. *Surg Clin Norte Am.* 60, 27.

Dodson, M. K.; Magann, E. F.; Meeks, G. R. (1992). Una comparación aleatoria de cierre secundario y de segunda intención en pacientes con dehiscencia superficial de la herida. *Obstet Gynecol.* 80, 321.

Greenburg, A. G.; Saik, R. P.; Peskin, G. W. (1979). Dehiscencia de la herida. Fisiopatología y prevención. *Arch Surg.* 114, 143.

Hermann, J. B. (1973). Cambios en la resistencia a la tracción y la seguridad de los nudos de suturas quirúrgicas in vivo. *Arch Surg.* 106, 707.

Hheng, N-X.; Chen, B.; Li, Q.; Wu, D-H.; Zhu, L.; Zhang, X.-M., *et al.* (2011). Late haematoma and seroma in patients with silicone mammary prosthesis: Our reports and literature review. *J Plast Reconstr Aesthet Surg.* 64(7), 85-86.

Loudon, M. A.; Barua, J. M. (1994). Un método novedoso y conveniente para el cierre primario retardado de la piel en heridas abdominales muy contaminadas. *JR Coll Surg Edinb.* 39, 47.

Planas, J.; Carbonell, A.; Planas, J. (1995). Salvaging the exposed mammary prosthesis. *Aesthetic Plast Surg.* 19(6), 535-540.

12 OTROS ASPECTOS: PROPUESTA PROFILAXIS ANTIBIÓTICA PREQUIRÚRGICA EN CIRUGÍA PLÁSTICA

DR. JUAN CÁMARA PÉREZ

12.1. Factores asociados a la infección del sitio quirúrgico

El fin último de la profilaxis antibiótica prequirúrgica (PAP) es prevenir la infección del sitio quirúrgico (ISQ) (Fig. 1). Teniendo en cuenta que el desarrollo de esta, depende en gran medida de varios factores, la mayoría de los cuales pueden ser identificados preoperatoria o intraoperatoriamente, es importante reconocerlos, puesto que en base a ello se justificará o no, el uso de la PAP.

* No se considera ISQ:

— Celulitis (rubor, calor, edema) sin otros criterios acompañantes.

— Abscesos aislados de los puntos (inflamación y supuración mínimas confinadas a los puntos o agrafes.

— Infección localizada del orificio de un drenaje.

Los factores asociados a mayor riesgo de ISQ, y que presentan una mayor evidencia, son la obesidad (según el IMC), el grado de contaminación de la herida, la comorbilidad del paciente (valorada mediante índices como ASA o NNIS), la duración de la intervención y la diabetes mellitus.

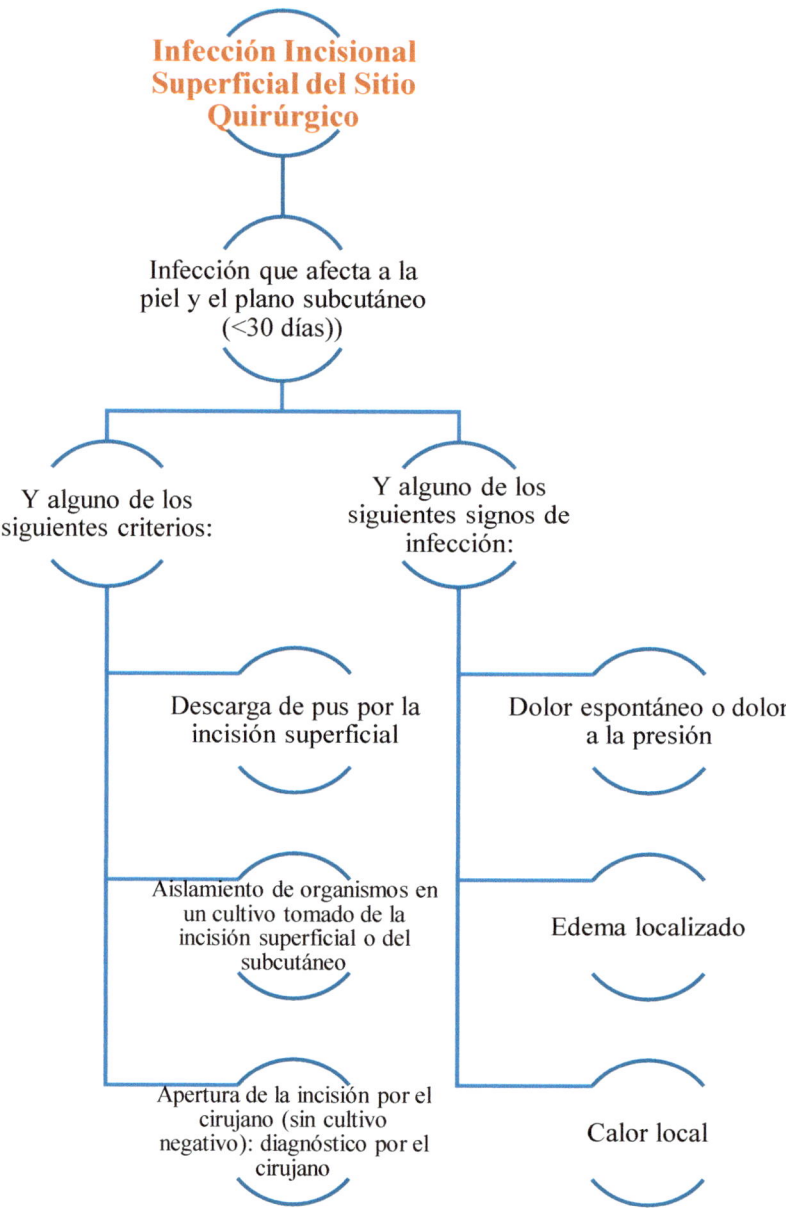

Figura 1. Definición de ISQ según los *Centres for Disease Control.*

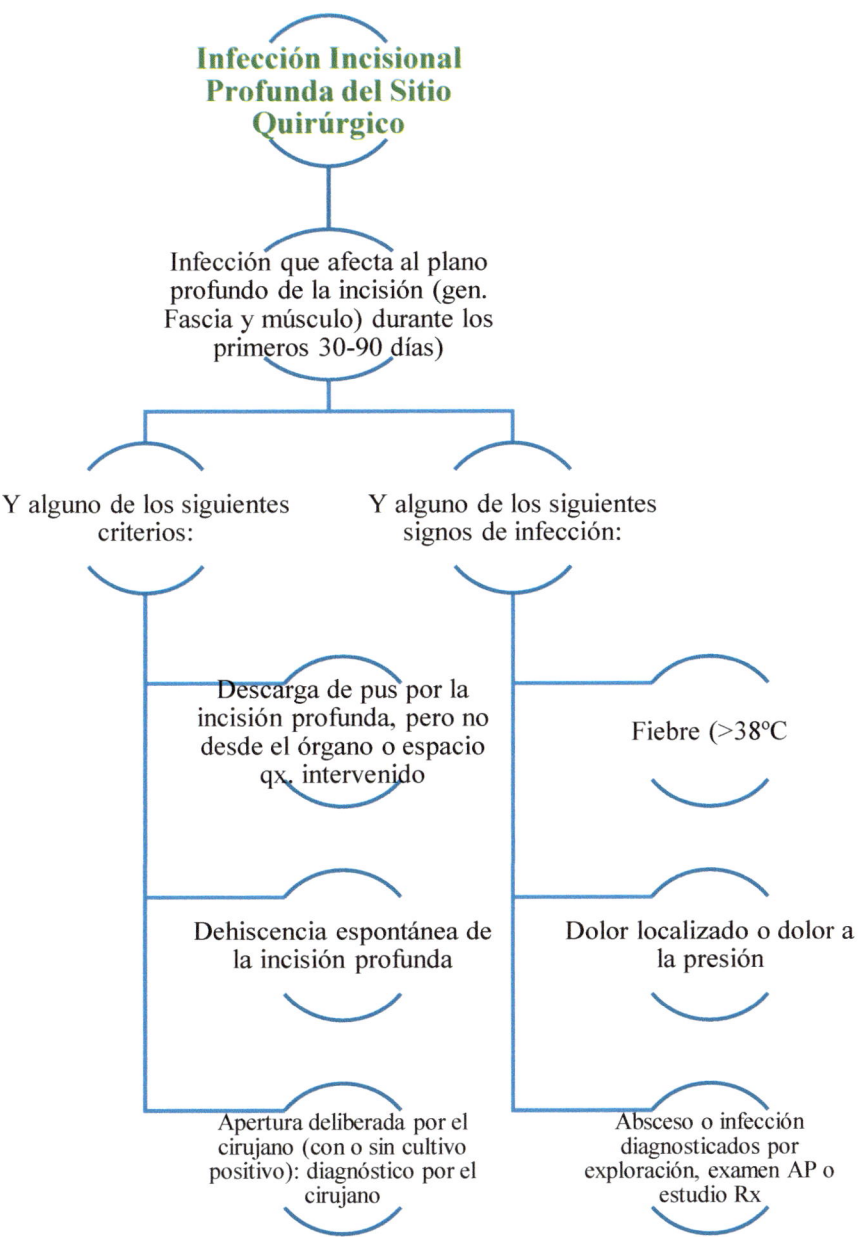

Infección Incisional Profunda del Sitio Quirúrgico

Infección que afecta al plano profundo de la incisión (gen. Fascia y músculo) durante los primeros 30-90 días)

Y alguno de los siguientes criterios:

Y alguno de los siguientes signos de infección:

Descarga de pus por la incisión profunda, pero no desde el órgano o espacio qx. intervenido

Fiebre (>38°C

Dehiscencia espontánea de la incisión profunda

Dolor localizado o dolor a la presión

Apertura deliberada por el cirujano (con o sin cultivo positivo): diagnóstico por el cirujano

Absceso o infección diagnosticados por exploración, examen AP o estudio Rx

Aunque con menor nivel de evidencia, también se han descrito otros factores. Entre estos se incluyen el tabaquismo, la edad, el grado de dependencia, ser portadores de prótesis, la estancia preoperatoria y la colonización por *S. aureus*.

Es importante tener en cuenta todos estos factores, ya que la confluencia de algunos de ellos, podrían justificar la PAP, según el criterio individualizado del cirujano.

En lo que respecta al riesgo de ISQ específicamente en base al grado de contaminación de la herida, la mayoría de clasificaciones actuales establecen diferentes grados según el riesgo de infección posterior. Esto permite el establecimiento de 4 grados: herida limpia, herida limpia-contaminada, contaminada y sucia.

En términos generales, y sin tener en cuenta otros factores, se recomienda la PAP en heridas limpias-contaminadas y contaminadas. En las heridas sucias se recomienda tratamiento antibiótico directamente; mientras que en las heridas limpias no está clara la indicación de la PAP, salvo por indicación clínica.

Clasificación Altemeier:

CLASE I: CIRUGÍA LIMPIA

Intervención sobre una zona normalmente estéril; la piel está primitivamente intacta; si se coloca un drenaje, éste debe ser un sistema cerrado; sin apertura del tracto digestivo, respiratorio, urogenital u orofaríngeo; ausencia de traumatismo; no hay inflamación de la zona intervenida; no hay faltas de asepsia.

CLASE II: CIRUGÍA LIMPIA-CONTAMINADA

Intervención con apertura o transgresión de una zona sobre la que asienta flora saprofita; apertura del tracto digestivo, respiratorio o urogenital en condiciones técnicas bien controladas y sin contaminación no habitual (orina estéril, bilis no infectada); falta de asepsia menor.

CLASE III: CIRUGÍA CONTAMINADA

Intervención con apertura o transgresión de una zona inflamada no purulenta; intervención con contaminación masiva por el contenido del tubo digestivo, apertura del tracto urogenital o biliar en presencia de infección urinaria o biliar; heridas traumáticas (menos de 4 horas); falta importante de asepsia.

CLASE IV: CIRUGÍA SUCIA

Intervención sobre una zona que contiene pus, tejido necrótico, cuerpos extraños, heces; inflamación aguda; heridas traumáticas antiguas (más de 4 horas). Esta definición sugiere la presencia de organismos responsables de infección operatoria en el sitio quirúrgico antes de la intervención.

12.2. Antibiótico de elección y posología

Para la elección del antibiótico profiláctico es importante que este reúna una serie de características, como un espectro de acción que abarque, pero al mismo tiempo esté lo mayormente posible acotado, a los gérmenes más frecuentemente implicados en la infección del sitio quirúrgico. Así mismo es importante que no tenga una tasa importante de efectos secundarios. También es preciso que presente larga vida media y alta difusión en los tejidos.

Hay varios antibióticos que aglutinan dichas condiciones y que por tanto podrían recomendarse para la quimioprofilaxis antibiótica en cirugía (Tabla 1).

Tabla 1. Dosis y vía de administración de PAP en adultos con función renal normal. Basado en Guía de práctica clínica del hospital Universitario Reina Sofía de Córdoba.

Fármaco antimicrobiano	Posología	Tiempo pre-inducción anestésica
Amoxicilina/clavulánico	2g/i.v. en 5 min	5 minutos
Ampicilina	1g/i.v. en 5 min	5 minutos
Aztreonam	1g/i.v. en 5 min	5 minutos
Cefazolina	2g/i.v. en 5 min.	5 minutos
Cefotaxima/ceftriaxona	1g/i.v. en 5 min	5 minutos
Cefuroxima	1,5g/i.v. en 5 min	5 minutos
Clindamicina	600mg/i.v. en 30 min	30 minutos
Doxiciclina	200mg/v.o.	30 minutos
Eritromicina	1g/v.o.	13h, 14h y 23 horas del día previo
Gentamicina/Tobramicina	2mg/kg/i.v. en 30 min	30 minutos

Metronidazol	1g/i.v. en 60 min	1 hora
Neomicina	1g/v.o.	13h, 14h y 23 horas del día previo
Vancomicina	1g/i.v. en 60 min	1 hora

En el caso concreto de Cirugía plástica, teniendo en cuenta que los patógenos más frecuentemente implicados son *Staphylococcus aureus*, *staphylococus coagulasa-négativos* y diferentes streptococos, se considera la Cefazolina I.V., en una única dosis, como el antibiótico de elección, ya que presenta una cómoda posología, una baja tasa de efectos secundarios, bajo coste, y cobertura espectral adecuada.

En el supuesto de alergia a beta-lactámicos se considera la clindamicina como una alternativa adecuada.

La mayoría de guías recomiendan la administración de única dosis de antibiótico como profilaxis. En cuanto al momento adecuado hay discrepancias entre los autores, aunque, siguiendo la recomendación de los CDC se debería administrar en el periodo de 1 hora antes del primer corte del bisturí. Dentro de ese periodo, se considera óptimo su administración durante los 30 minutos antes de la cirugía, idealmente entre los 30 y 15 minutos previos.

En el caso de cirugía de larga duración, y teniendo en cuenta la vida media del fármaco utilizado, es valorable la administración de una segunda dosis tras 2 horas de cirugía o en el caso de estimación de pérdida sanguínea intraoperatoria mayor de 1 litro (Tabla 2).

Tabla 2. Segunda dosis de antimicrobiano y momento para su administración. Basado en Guía de práctica clínica del hospital Universitario Reina Sofía de Córdoba

Fármaco antimicrobiano	Posología	Tiempo tras dosis inicial
Amoxicilina/clavulánico	2g/i.v.	2 horas
Cefoxitina	2g/i.v.	2 horas
Cefuroxima	1,5g/i.v.	2 horas
Cefazolina	2g/i.v.	4 horas
Clindamicina	600mg/i.v.	4 horas

Gentamicina/Tobramicina	-	No segunda dosis
Metronidazol	500mg/i.v.	4 horas
Vancomicina	500mg/i.v.	4 horas

Existe una tendencia extendida a la prolongación del uso de profilaxis antibiótica horas, o incluso días, postoperatoriamente para la prevención del ISQ, pero una vez la herida quirúrgica se ha cerrado y los mecanismos de coagulación y fibrinogénesis han sido activados, es difícil alcanzar unos niveles terapéuticos óptimos localmente en la herida quirúrgica. Es por ello que la PAP no debe prolongarse más allá de las 24 horas (aun si se deja un drenaje o un implante). La mayor duración de la PAP se relaciona con un aumento de la toxicidad farmacológica, los costes, así como con el riesgo de desarrollo de resistencias bacterianas.

El error más común del uso de la PAP es su duración excesiva. Existe suficiente evidencia a favor de una única dosis plena de un antibiótico con una vida media apropiada para la mayoría de intervenciones quirúrgicas. Únicamente estaría indicada una segunda dosis en el caso de que la intervención se prolongara más allá de dos veces la vida media del fármaco, o en los supuestos anteriormente comentados.

También es importante tener en cuenta otros factores que puedan afectar a la distribución tisular del antibiótico, como el estado hemodinámico del paciente o la tasa de eliminación extrarrenal. La obesidad, es otro aspecto que puede afectar determinantemente a la distribución del fármaco, por lo que a la hora de calcular la dosis es importante tener en cuenta este factor.

12.3. Profilaxis antibiótica según el tipo de intervención quirúrgica

Cirugía de la Mama

La cirugía de la mama comprende varios tipos de intervenciones quirúrgicas, incluyendo mamoplastia de aumento, mamoplastia de reducción, reconstrucción mamaria oncológica, mastopexia, etc.

La colonización habitual de la placa areolar y los conductos galactóforos convierten a toda cirugía mamaria que transgreda la glándula mamaria en al menos limpia-contaminada.

Además, el hecho no totalmente probado, de que la colonización microbiológica de los implantes mamarios pueda suponer un factor de riesgo para el desarrollo de la contractura capsular mamaria periprotésica, justificaría la quimioprofilaxis inicialmente ante cualquier cirugía mamaria que implique la colocación de una prótesis. A esto se añade el hecho de que cualquier implantación de material exógeno se relaciona en términos generales con una mayor ISQ, motivo que indica de entrada la PAP.

En cualquier caso, y al margen de todo lo anteriormente comentado, en la cirugía de la mama, tanto en el supuesto de cirugías limpias, como en el de aquellas que no lo son, se ha demostrado, a través de metaanálisis de estudios anonimizados, una reducción en la incidencia de complicaciones infecciosas mediante el uso de la PAP, por lo que en cualquier intervención mamaria está justificado del uso de profilaxis antibiótica.

Cirugía de remodelación del contorno corporal

Liposucción/lipoescultura

Se trata de una cirugía limpia, en la que no existe una indicación clara de PAP, ante la falta de estudios aleatorizados.

De manera genérica se podría argumentar su uso en los supuestos en que la asepsia completa no pueda ser garantizada, así como aquellas situaciones en las que se prevean cambios en la posición del paciente, una duración del tiempo quirúrgico prolongado; o la manipulación, sin poder garantizarse una asepsia plena, de la grasa en el caso de la lipoescultura.

Braquioplastia y cruroplastia

En condiciones habituales se trata de cirugías limpias en las que no estaría justificada la quimioprofilaxis antibiótica. Solo en el caso de que no pueda garantizarse una correcta asepsia se podría indicar su uso.

Abdominoplastia

A priori se trata de una cirugía limpia. Sin embargo, la duración de la intervención, la necesidad ocasional de movilización del paciente intraoperatoriamente, así como el exceso de peso habitual de los pacientes, justificaría el uso de profilaxis antibiótica.

De hecho, la evidencia científica actual apunta a un beneficio del uso de la PAP en este tipo de intervención.

Cirugía de la mano

Aunque la cantidad de evidencia actual es limitada, no parece que el uso de PAP en la cirugía limpia de la mano reduzca el riesgo de ISQ de manera estadísticamente significativa. En el supuesto de cirugía limpia-contaminada, sí parece haber un beneficio del uso de la quimioprofilaxis antibiótica.

Cirugía cervicofacial

Rinoseptoplastia

Esta es una cirugía que podría ser clasificada como limpia-contaminada, por incluir la mucosa del área nasal. Además se ha sugerido que el uso de quimioprofilaxis en este tipo de intervención se correlaciona con una menor incidencia de infección.

Otoplastia

Es una cirugía limpia en la que en condiciones habituales no está indicada la quimioprofilaxis.

Cirugía palpebral

Cirugía limpia, por lo que no precisa profilaxis antibiótica.

Cirugía Oncológica

Cirugía oncológica primaria

Se trata de una cirugía limpia de tejidos blandos, respecto a la cual la evidencia científica actual no permite afirmar que el uso de profilaxis antibiótica disminuya la tasa de SSI, por lo que no se indica su administración.

Solo en el caso de coexistencia de otros factores, tales como gran inflamación o ulceración, supuestos en los cuales ya no podría considerarse una cirugía limpia, estaría justificado el uso de quimioprofilaxis.

Linfadenectomía

Se trata de una cirugía limpia según la clasificación Altemeier. Por lo tanto, solo en el caso de que se prevea una cirugía prolongada o técnicamente compleja se justificaría su uso.

Biopsia selectiva del ganglio centinela

Se trata de una cirugía limpia en la que no es preciso la administración de quimioprofilaxis.

Parotidectomía

Aunque a priori se trata de una cirugía limpia, la complejidad técnica y la duración de la intervención podrían justificar el uso de la PAP.

Cirugía de cobertura de defectos cutáneos

Injertos cutáneos autólogos

Lo cierto es que tanto la obtención del tejido cutáneo autólogo, como su posterior implantación, cumplirían el supuesto de cirugía limpia, por lo que no estaría justificado el uso de profilaxis antibiótica.

Aunque la evidencia científica es limitada, en el caso de cirugía de los tejidos blandos, no se ha podido demostrar que en el caso de cirugía limpia la profilaxis antibiótica suponga una disminución en la tasa de infección.

Pese a todo ello, en el caso de que en el procedimiento de preparación y manipulación del injerto, (v.g. para su mallación) no se pueda garantizar la asepsia plena, justificaría que sea valorable la realización de PAP.

Colgajos

En la mayoría de casos, la cirugía de cobertura de defectos mediante colgajos de cualquier tipo podría ser considerada como limpia, por lo que no precisan la utilización de profilaxis antibiótica.

Sin embargo, aquellos colgajos que requieran una mayor complejidad técnica y que supongan un alargamiento del tiempo quirúrgico, sí estaría justificado la realización de PAP.

Dentro de este supuesto se encuentran la mayoría de colgajos axiales, perforantes y libres.

Gangrena de Fournier

En la cirugía de esta patología es preciso hacer distinción entre los dos tiempos quirúrgicos.

Primer tiempo quirúrgico: desbridamiento

En este tiempo, confluyen diversos factores que convierten esta cirugía en sucia, como son la presencia de tejido necrótico, inflamación aguda, material contaminado, etc. Todo ello no justifica el uso de la PAP, sino tratamiento antibiótico directamente de entrada.

Segundo tiempo quirúrgico: cobertura del defecto cutáneo

Aunque habría que individualizar cada caso, si el defecto cutáneo ha sido curado adecuadamente y no persiste material necrótico, ni inflamación aguda, que justifiquen el tratamiento microbiano directo, es recomendable, al menos, el uso de PAP.

Cirugía de la Hidrosadenitis

Se trata de una cirugía sucia, que precisa tratamiento antibiótico directamente, por lo que se descarta la PAP.

Otras consideraciones

Profilaxis en el uso de drenaje

Basándonos en la clasificación Altemeier, la colocación de drenajes tipo Redon, u otros cerrados, podría considerarse como cirugía limpia, por lo que, en condiciones óptimas de asepsia y manipulación cuidadosa, no precisarían profilaxis antibiótica.

Además, existen estudios que no pueden demostrar que haya una diferencia estadísticamente significativa en el riesgo de infección en el uso de drenajes en intervenciones de cirugía plástica, respecto a la ausencia de su uso.

Realmente solo el largo periodo de tiempo de uso del drenaje, respecto al corto, ha demostrado un aumento en la incidencia de complicaciones infecciosas, por lo que únicamente si se prevé un mantenimiento prolongado del drenaje podría indicarse la PAP.

En el caso de drenajes abiertos, como el tipo Penrose®, sí estaría indicada de entrada la administración de profilaxis antibiótica, ya que no podría ser considerada como limpia y por tanto el riesgo de infección del sitio quirúrgico estaría aumentado.

Profilaxis en la colocación de un implante o material exógeno

La colocación de un implante se considera como un factor que aumenta la probabilidad de ISQ y, por lo tanto, justifica de entrada la administración de PAP.

Bibliografía

Ariyan, S.; Martin, J.; Lal, A.; Cheng, D.; Borah, G. L.; Chung, K. C.; Conly, J.; Havlik, R.; Lee, W. P.; McGrath, M. H.; Pribaz, J.; Young, V. L. (2015). Antibiotic prophylaxis for preventing surgical-site infection in plastic surgery: an evidence-based consensus conference statement from the American Association of Plastic Surgeons. *Plast Reconstr Surg.* 135(6), 1723-1739.

Badia Pérez, J. M.; Guirao Garriga, X. (Eds.). (2016). Infecciones Quirúrgicas. *Guías clínicas de la Asociación Española de Cirujanos: Sección de infección quirúrgica.* Arán Ediciones, (2ª ed). 2016.

Bratzler, D. W.; Houck, P. M.; Richards, C.; Steele, L.; Dellinger, E. P.; Fry, D. E.; Wright, M. S.; Ma, A.; Carr, K.; Red, L. (2005). Use of antimicrobial prophylaxis for major surgery: baseline results from the National Surgical Infection Prevention Project. *Arch Surg*, 140, 174-182.

Bratzler, D. W.; Dellinger, E. P.; Olsen, K. M.; Perl, T. M.; Auwaerter, P. G.; Bolon, M. K., *et al.* (2013). Clinical practice guidelines for antimicrobialprophylaxis in surgery. *Surg Infect.* 14(1), 73-156.

Centers for Disease Control and Prevention. (2010). *Appropriate antibiotic use: saves lives, saves money, makes sense.* Recuperado el 17 de mayo de 2023. Disponible en: <http://www.cdc.gov/getsmart/healthcare/resources/factsheets/pdf/antibiotic-use.pdf>.

Ducel, G.; Fabry, J.; Nicolle, L. (2008). *Prévention des infections nosocomiales: Guide pratique.* Organisation mondiale de la Santé.

Escutnaire, T.; Tanguy, J.; Aupée, M. (2017). *Surveillance des infections du site opératoire dans les établissements de santé : Réseau ISO-Raisin, France.* Recuperado el 16 de mayo de 2023.

Hospital Reina Sofía de Córdoba. (n.d.) *Guía de práctica clínica de quimioprofilaxis antimicrobiana en cirugía del hospital Universita-*

rio Reina Sofía. Recuperado el 16 de mayo de 2023. Disponible en: <https://www.sspa.juntadeandalucia.es/servicioandaluzdesalud/hrs3/index.php?id=guia_quimioprofilaxis>.

Hospital Universitario Central de Asturias. Comisión de infección hospitalaria y política antibiótica. (2009). *Protocolo de profilaxis antibiótica en cirugía.*

Li, G. H., *et al.* (2014). A review of prophylactic antibiotics use in plastic surgery in China and a systematic review. *Int J Surg.* 12(12), 1300-1305.

McCarthy, C. M.,;Disa, J. J.; Pusic, A. L.; Mehrara, B. J.; Cordeiro, P. G. (2007). The effect of closed-suction drains on the incidence of local wound complications following tissue expander/implant reconstruction: a cohort study. *Plast Reconstr Surg.* 119, 2018-2022.

McDonald, M.; Grabsch, E.; Marshall, C.; Forbes, A. (1998). Single-versus multiple-dose antimicrobial prophylaxis for major surgery: a systematic review. *Aust N Z J Surg.* 69, 68.

Ramon, A.; Correia, N.; Smati, M.; Malinovsky, J. M.; Bajolet., O.; Reynaud, J. P.; Perrot, P.; Bodin, F.; Francois, C. (2020). Proposition de recommandations sur l'antibioprophylaxie en chirurgie plastique, reconstructrice et esthétique. Proposal of guidelines for antibiotic prophylaxis in plastic, reconstructive, and aesthetic surgery. *Annales de chirurgie plastique esthétique.* 65, 13-23.

Sevin, A.; Senen, D.; Sevin, K.; Erdogan, B.; Orhan, E. (2007). Antibiotic use in abdominoplasty: Prospective analysis of 207 cases. J *Plast Reconstr Aesthet Surg.* 60, 379-382.

Smieja, M. (1998). Current indications for the use of clindamycin: A critical review. *Can J Infect Dis.* 9(1), 22-8.

Whittaker, J. P.; Nancarrow, J. D.; Sterne, G. D. (2005). The role of antibiotic prophylaxis in clean incised hand injuries: A prospective randomized placebo controlled double blind trial. *J Hand Surg Br.* 30, 162-167.

SOBRE EL AUTOR

Dr. Juan Cámara Pérez es especialista en Cirugía Plástica, Estética y Reparadora y Doctorando en Biomedicina por la Universidad de Córdoba. Graduado en Medicina por la Universidad de Córdoba, ha sido durante varios años colaborador del Departamento de Histología y posteriormente de Cirugía Plástica de la misma Universidad.

COLABORADORES DE ESTE LIBRO

Dr. Luis Gracia Delgado, Cirugía Ortopédica y Traumatológica
Dra. Mª Fernanda Ochoa Chaves, Otorrinolaringología y Cirugía de Cabeza y Cuello
Dra. M.ª Araceli Rodríguez Cano, Cirugía General y Digestiva
Dr. Domingo Obrero Gaitán, Cirugía Ortopédica y Traumatológica
Dr. José Luís Jiménez Blázquez, Cirugía Ortopédica y Traumatológica

AGRADECIMIENTOS

Al departamento de Ciencias Morfológicas y Sociosanitarias de la Facultad de Medicina y Enfermería de la Universidad de Córdoba, en especial a las secciones de Histología y Anatomía, por todo el apoyo técnico, logístico y humano que han posibilitado la elaboración de este libro, así como mi desarrollo profesional durante todos estos años.